WITHDRAWN
FROM THE COLLECTION OF
SACRAMENTO PUBLIC LIBRARY

SACRAMENTO PUBLIC LIBRARY
828 "I" Street
Sacramento, CA 95814
03/19

D0555058

Ayuda a tu hijo
a comer mejor

KATJA ROWELL
JENNY McGLOTHLIN

Ayuda a tu hijo
a comer mejor

Una guía para superar la alimentación selectiva
y otros trastornos alimentarios

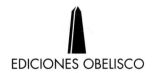

EDICIONES OBELISCO

Si este libro le ha interesado y desea que le mantengamos informado
de nuestras publicaciones, escríbanos indicándonos qué temas son de su interés
(Astrología, Autoayuda, Ciencias Ocultas, Artes Marciales, Naturismo,
Espiritualidad, Tradición…) y gustosamente le complaceremos.

Puede consultar nuestro catálogo en www.edicionesobelisco.com

*Los editores no han comprobado ni la eficacia ni el resultado de las recetas, productos,
fórmulas técnicas, ejercicios o similares contenidos en este libro. Instan a los lectores
a consultar al médico o especialista de la salud ante cualquier duda que surja.
No asumen, por lo tanto, responsabilidad alguna en cuanto a su utilización
ni realizan asesoramiento al respecto.*

Colección Salud y Vida Natural
Ayuda a tu hijo a comer mejor
Katja Rowell y Jenny McGlothlin

1.ª edición: noviembre de 2018

Título original:
Helping your child with extreme picky eating

Traducción: *Francisca Tomás*
Corrección: *Sara Moreno*
Maquetación: *Juan Bejarano*
Diseño de cubierta: *Isabel Estrada*

© 2015, Katja Rowell y Jenny McGlothlin
(Reservados los derechos)
© 2018, Ediciones Obelisco, S. L.
(Reservados los derechos para la presente edición)

Edita: Ediciones Obelisco, S. L.
Collita, 23-25 - Pol. Ind. Molí de la Bastida
08191 Rubí - Barcelona - España
Tel. 93 309 85 25 - Fax 93 309 85 23
E-mail: info@edicionesobelisco.com

ISBN: 978-84-9111-405-5
Depósito Legal: B-23.204-2018

Printed in Spain

Impreso en los talleres gráficos de Romanyà/Valls, S. A.
Verdaguer, 1 - 08786 Capellades - Barcelona

Reservados todos los derechos. Ninguna parte de esta publicación, incluido
el diseño de la cubierta, puede ser reproducida, almacenada, transmitida o utilizada
en manera alguna por ningún medio, ya sea electrónico, químico, mecánico, óptico,
de grabación o electrográfico, sin el previo consentimiento por escrito del editor.
Diríjase a CEDRO (Centro Español de Derechos Reprográficos, www.cedro.org)
si necesita fotocopiar o escanear algún fragmento de esta obra.

A los padres: Tal vez este libro os traiga esperanza, confianza y estrategias concretas para ayudar a vuestros hijos y a vuestra familia.

Gracias: A mi hija, no sólo por ser una compañera divertida y entretenida a la hora de comer, sino también porque estar a su lado es sinónimo de alegría. A mi esposo, mi mejor amigo, mi amor, mi compañero de camping y de lavavajillas, por estar siempre ahí. A mis padres, por las maravillosas comidas y los recuerdos, que me acompañaron durante mi infancia en torno a la mesa. Y a Jenny, la coautora de este libro, una colega brillante, doctora y amiga.

KATJA ROWELL

Dedico este trabajo de amor a mis tres hijos, Kaden, Whitt y Sydney, que me mantienen siempre alerta y hacen de la vida una hermosa aventura; a mi esposo, Kyle, mi fiel y sensato compañero en la vida, las comidas y la logística de nuestros tres hijos; a mis padres, que me transmitieron la alegría por la comida y la familia; y a Katja, quien me inspira cada día con su devoción, compasión y comprensión.

JENNY McGLOTHLIN

Agradecimientos

Nuestro agradecimiento a todas aquellas personas que nos enseñaron y apoyaron a lo largo del camino: Suzanne Evans Morris, por su terapia pionera en el marco de cómo establecer una relación con la alimentación basada en la confianza, y por creer en este libro y escribir el prólogo; Ellyn Satter, cuyo trabajo innovador y la división de la responsabilidad constituyen el fundamento de una alimentación cuya esencia es la receptividad y una buena relación; y Hydee Becker, por su gran experiencia en nutrición y sus incalculables conocimientos sobre alimentación.

Gracias también a las siguientes personas por su apoyo y comentarios sobre los borradores de este libro: Stephanie Larson, Skye Van Zetten, Michelle Gorman, Michelle Allison, David Bell, Rachel Wehner, Elizabeth Jackson, Pam Estes, Patty Morse, Katharine Zavodni y Carol Danaher. Gracias al *Dallas Callier Center for Communication Disorders*, de la Universidad de Texas, por su apoyo y confianza en el programa PASOS (STEPS, siglas en inglés de *Supportive Treatment of Eating in PartnershipS*). Gracias a Bora Chung, Jill Jones y Kim Fiser por su ayuda en la investigación y bibliografía y a los diseñadores de la aplicación Growth (www.growthapp.net, utilizada para generar los gráficos de este libro) por crear una herramienta útil para el seguimiento de las gráficas de crecimiento.

Prólogo

L a mayoría de los padres cree que alimentar a los hijos es parte natural y sencilla de la crianza y la educación. Cuando los niños rechazan la comida, no quieren comer o comen muy poca variedad de alimentos, los padres se asustan. Si tienes un hijo con alimentación selectiva extrema (EPE, en sus siglas en inglés) puedes temer que el niño no crezca ni se desarrolle normalmente. Si eres terapeuta y trabajas con familias sobre temas de alimentación, probablemente habrás visto a padres dar una respuesta emocional a la creencia de que han fallado como padres si sus hijos tienen problemas con la comida.

Responder a temas de alimentación con miedo y deseos de controlar es entendible. Desde nuestras experiencias infantiles de «dar de comer» a las muñecas y «arreglar» coches, aprendemos que «una buena mamá sabe alimentar a su bebé» y que «un buen papá puede arreglar cualquier cosa». Los padres de niños con el trastorno de alimentación selectiva extrema se han preparado para intentar todo «para que el niño coma». Cuando sus esfuerzos para ayudar al niño no solucionan el problema, sienten que han fallado como padres, sin entender que las estrategias para dar de comer que proceden del miedo y de los esfuerzos para controlar están abocadas al fracaso.

Ayuda a tu hijo a comer mejor es una guía valiosa para padres cuyos niños tiene problemas de alimentación, y también para terapeutas que trabajen con dichos padres e hijos. Además de ser un recurso impagable para padres con hijos cuyos problemas de alimentación son una honda preocupación para la familia, *Ayuda a tu hijo a comer mejor* ofrece una plantilla y herramientas para ayudar a los niños con problemas de alimentación y de horarios de comidas. El objetivo de las autoras es ayudar a los padres a crear en los niños una relación positiva con la comida y con los horarios para que sus hijos sean capaces de responder a sus señales internas en torno a las comidas. Esta clase de «regulación interna» es clave para la alimentación saludable.

Muchos libros y programas de terapia identifican los motivos que convierten a un niño en selectivo con la comida. Aprender cómo se crea la situación para que un niño se niegue a comer –ya sea por dificultades en su relación con la alimentación, temas de procesos sensoriales y coordinación motora, desarrollo de habilidades orales o problemas médicos– puede ayudar mucho a los padres. Sin embargo, muchos de estos libros y programas carecen de guías reales sobre cómo crear el deseo de comer y la competencia desde dentro, cualquiera que sea la situación actual del niño. Al contrario, dependen de técnicas para mejorar las destrezas de alimentación o para dirigir el comportamiento alimentario. No identifican formas respetuosas que desarrollen las habilidades innatas de los niños para ser alimentados física y emocionalmente mientras disfrutan de la comida y de la hora de comer.

El enfoque de PASOS+ presentado en *Ayuda a tu hijo a comer mejor* reconoce que la elección de comida de un niño está guiada a menudo por necesidades y miedos físicos, sensoriales y emocionales especiales, que pueden ser identificados mediante estrategias de alimentación terapéuticas. Sin embargo, la terapia de alimentación tradicional se centra a menudo en el conocimiento y las necesidades de padres y terapeutas. Falla en el apoyo a la colaboración esencial en la hora de la comida y en la relación entre padres e hijos. Los niños a los que se entiende, respeta e identifican sus necesidades y miedos comienzan a percibir el mundo de manera diferente e inician cambios cuando comer se erige sobre los cimientos de una colaboración en las horas de la comida que respeta y atiende tanto al niño como a los padres. La idea de que la confianza, la relación y la colaboración son importantes para alimentar al niño se toma de la obra de Ellyn Satter, dietista y terapeuta de familia que ha escrito extensamente sobre la *división de responsabilidades en la alimentación* (DOR, en sus siglas en inglés). El enfoque de Satter afirma que los padres son responsables de *qué*, *dónde* y *cuándo* se come, y los niños son responsables de *si* y *cuánto* comen de la comida que se sirve. Cada vez hay más investigación que apoya el principio de que cuando a los niños se les da una estructura clara y se confía en las decisiones personales sobre la comida, comienzan a contactar con su apetito natural y a desarrollar la confianza que necesitan para comer, basada en el hambre y el deseo de participar en las horas de las comidas, en lugar de evitar y entablar luchas de poder.

Siendo eficaz la división de responsabilidad con los niños en desarrollo y sus familias, los terapeutas han sido lentos en la incorporación de sus principios cuando se trabaja con niños con problemas de comida significativos –lo que las autoras de este libro llaman «ser melindrosos con la comida». Cuando el problema de la alimentación infantil incluye un diagnóstico médico o neurológico, el tratamiento típico se centra en enfoques sensomotores, de conducta o médicos. Es cierto que los padres de estos niños pueden sentir que sólo pueden pensar en dejar que el niño coma –o no coma– lo que quiera. La perspectiva es aterradora. La combinación de ideas y enfoques que convenga a cada niño y familia, sin embargo, puede conducir a horas de comida felices para todos.

Ayuda a tu hijo a comer mejor ofrece la unión perfecta de puntos de vista y entendimiento relacionales con un profundo conocimiento terapéutico y muchas estrategias prácticas que facultan a los padres para ayudar a sus hijos donde más lo necesitan –en el hogar– y ante la presencia de problemas serios de alimentación. Katja Rowell y Jenny McGlothlin han escrito un libro que ofrece sugerencias muy específicas para ayudar a los padres tanto a entender como a abordar los problemas alimentarios de su hijo. Es necesario en las bibliotecas de todos los padres o terapeutas que quieran ayudar a los niños (y a las familias) a mantener una relación positiva con los alimentos y con las horas de la comida.

Suzanne Evans Morris

Introducción

Criar a un hijo con *alimentación selectiva extrema* puede ser como correr una maratón infinita. Nada parece estar bien entre la comida y tu hijo: te preocupa qué poner en la mesa, la nutrición y el crecimiento; el niño no puede ir de campamentos porque tiene un menú limitado. El niño se preocupa, le da miedo o tiene rabietas con alimentos nuevos o por comer en sitios nuevos, o la comida dura cuarenta y cinco minutos de «negociación», como dijo una madre. Cualesquiera que sean las circunstancias, si la alimentación de tu hijo afecta a su desarrollo social, emocional o físico y causa conflictos o preocupaciones, este libro es para ti.

Probablemente te han dado muchos consejos inútiles. No ayuda cuando la profesora del niño insiste en que *ella* hará que el niño coma naranjas, o cuando la orden del doctor de «hacerle pasar hambre» no funciona. Las fotos en Facebook de tu sobrina comiendo berzas te ponen peor, y los grupos de ayuda en Internet están llenos de comentarios conflictivos, engañosos y de desaprobación; a menudo, hacen de todo, menos ayudar. Las afortunadas madres de omnívoros opinan que las galletitas que come tu hijo —una de las pocas cosas que come bien— son «tóxicas». Puede que hayas «fracasado» a la hora de crear un *gourmet,* «fracasado» en la terapia alimentaria, incluso pueden haberte dicho que tu hijo tiene «retraso en el crecimiento», que es como clavarte un cuchillo en el corazón; porque cuando tienes un hijo, tu trabajo desde el primer día es alimentarlo. Entonces, ¿qué ocurre cuando la comida se convierte en una batalla en la que parece que la única opción es pelear cada bocado, o rendirse y servir los pocos alimentos que acepta día tras día, año tras año?

Este libro no trata sobre cómo encontrar el truco o la regla que «funcionará». Al contrario, trata de un cambio en la forma de abordar la alimentación. Trata sobre darle la vuelta al «fracaso» y ayudar a tu familia, mientras ayudas a tu hijo, a disfrutar de diferentes alimentos en las cantidades adecuadas, para que crezca de manera saludable. Trata sobre terminar con la lucha sobre la comida y tener ilusión para comer con la familia, ¡quizás por primera vez! Trata sobre disfrutar y festejar a tu hijo, sin importar sus problemas, y no dejar que su forma de alimentación defina su vida o la de tu familia. Deseamos que todos los niños crezcan felices y saludables, comiendo lo mejor que puedan y sintiéndose bien con la comida y con sus cuerpos.

Criar a comedores «exigentes»

Puede que tu hijo haya sido etiquetado como «selectivo», «problemático», «neófobo» (miedo a lo nuevo), «reacio a la comida» o que tiene «retraso en el crecimiento». Quizás le hayan diagnosticado un trastorno de la alimentación, o puede que ya no necesite sonda de alimentación, pero aun así, tiene problemas. Puede que sólo coma treinta alimentos, o sólo diez; o quizás sólo hay tres alimentos que es probable que coma con facilidad (el preescolar que sólo come purés de guisantes, peras y rosquillas tiene tres alimentos seguros).

Actualmente no existe un sistema de clasificación acordado que recoja la complejidad de los problemas de alimentación pediátricos. En este libro, se utiliza el descriptor más usado por nuestros clientes, *alimentación selectiva extrema* (EPE, en sus siglas en inglés), que abarca los diferentes términos. (Nótese que usamos la palabra «selectiva» para describir la alimentación del niño, y no para juzgar al niño). «Alimentación selectiva extrema» describe la limitada variedad de alimentos aceptados, o la limitada cantidad, *y* tiene en cuenta la manera de comportarse el niño con la comida.

EL SIGNIFICADO DE LAS ETIQUETAS

Comedor problemático: Un niño que come menos de veinte alimentos, deja alimentos sin añadir otros, come cosas diferentes que el resto de la familia, evita grupos de alimentos completos (como carnes y verduras) o se disgusta por los alimentos nuevos.

Trastornos de alimentación selectiva: Es una definición similar a la anterior, no tiene diagnóstico oficial en adultos ni en niños; se usa cada vez más para describir una gama limitada de alimentos aceptados y rechazo a alimentos nuevos.

Aversión a la comida: Puede surgir tras experiencias desagradables, incluyendo enfermedad, trauma o atragantamiento; también miedo generalizado o ansiedad por la comida. Ocurre a menudo con trastornos de alimentación selectiva o en comedores problemáticos.

Neofobia: Miedo a lo nuevo. Los niños pequeños normalmente tienen una fase de desconfianza hacia nuevos alimentos, o incluso hacia alimentos conocidos, pero una reacción extrema hacia alimentos nuevos puede ser denominada *neofobia*.

ARFID (en sus siglas en inglés): Trastorno de evitación/restricción de la ingestión de alimentos, antes llamada *anorexia infantil*. El *Manual estadístico y de diagnosis de trastornos mentales* lo define como que comienza antes de los seis años, dura más de un mes y se caracteriza por la incapacidad de absorber suficiente nutrición por vía oral para un crecimiento óptimo, con un impacto negativo en el peso y en el funcionamiento psicosocial. Existen tres subgrupos: sensorial, poco o ningún apetito y de rechazo.

Retraso en el desarrollo: Crecimiento físico insuficiente. Se define con frecuencia como un peso por debajo del percentil 5, sin embargo, los médicos usan el corte en el percentil 10, 5 o 1, o cuando el crecimiento se ralentiza significativamente.

Trastornos de alimentación: Según la Asociación Norteamericana de Habla, Lenguaje y Audición, describe problemas de alimentos en la boca y la succión, la masticación y la ingestión de las tomas apropiadas.

Entre nuestros lectores puede haber padres cuyos hijos nunca han probado un bocado de comida, y padres cuyos hijos aceptan más de veinte alimentos. Algunos padres estarían encantados si sus hijos comieran helado para cenar; otros se disgustarían. Ten en cuenta las diferentes experiencias de los otros padres y adapta los consejos de este libro a tu situación.

Cualquiera que sea la situación de tu hijo, no estás solo. Uno de cada 3 padres cree que su hijo es «selectivo» y hasta el 80 por 100 de los niños con retraso en el desarrollo tiene problemas con la comida. Algunas fuentes informan que del 3 al 25 por 100 de los niños norteamericanos tiene problemas de alimentación. Según nuestra investigación, las conversaciones con colegas y la experiencia, creemos que la prevalencia es del 10 al 15 por 100. Teniendo en cuenta los datos del censo, esto significa que hay ¡de 4 a 6 millones de niños norteamericanos de menos de 10 años con alimentación selectiva extrema! Incluso el famoso *gourmet* Michael Pollan tiene un hijo neófobo que «sólo toma alimentos blancos» (Beers, 2009).

No sólo no estás solo, sino que tampoco es culpa tuya. No es culpa tuya si tu hijo es muy inteligente o muy independiente, si tiene un carácter prudente o retrasos en el desarrollo, si está dentro del espectro autista, si es especialmente sensible a los sabores o si evita ciertas texturas; estos factores escapan a nuestro control. Algunos padres creen que sus hijos tienen problemas porque son *superdegustadores* –con capacidad para sentir el gusto amargo y otros gustos más intensamente– y los estudios sugieren que alrededor de un cuarto de la población son superdegustadores (Bartoshuk, Duffy y Miller, 1994). Si bien la superdegustación puede desempeñar un papel, muchos niños selectivos no son superdegustadores y muchos superdegustadores disfrutan de muchos alimentos. Según Bartoshuk y colaboradores (1994) alrededor de una cuarta parte de la población podría no apreciar el gusto, con pocas papilas gustativas y menor capacidad para el gusto. Nosotros afirmamos que la falta de placer debido a sabores sosos puede tener también un papel en la forma de comer selectiva que aún está por explorar. ¡Es un asunto complejo!

Hay muchos factores que contribuyen al problema de la alimentación selectiva extrema de maneras que aún hoy no entendemos, pero una pieza crítica en el puzle es la interacción entre padres e hijos con respecto a la comida. No es el terapeuta o alguna combinación de texturas y sabores lo que marcará la diferencia. Eres tú el factor crítico en el desarrollo de una relación alimentaria saludable con tu hijo. Éste es un punto delicado, ya que los padres tienden a culparse por las dificultades en la relación alimentaria; así que volvemos a decir: no es culpa tuya. Al contrario, cuando un niño tiene problemas de alimentación, la falta de apoyo y consejo ponen a los padres en una interacción alimentaria que empeora los problemas iniciales. Lo contrario también es cierto: una buena guía y apoyo te ayuda a ti y al niño a pasar juntos los problemas de alimentación.

Hay demasiadas familias que pierden la esperanza y se resignan a servir las pocas comidas que se aceptan. Cuando las cosas se ponen estresantes, a los padres no les importa cuántas verduras come su hijo, *si come contento*. Alcanzar este objetivo significa ir más allá de trabajar las habilidades motoras orales o hacer que tu hijo coma dos bocados. Se entiende la frustración cuando años después de terminar una terapia «exitosa» (pensada para evitar la alimentación a través de una sonda) los padres no ven el camino para una alimentación normal.

Con los pasos ya probados de este libro, entenderás mejor el problema de tu hijo y por qué han fallado otras estrategias. Se te facultará para guiar a tu hijo a estar más cómodo y a disfrutar más con una mayor variedad de alimentos. Nuestro objetivo es definir el camino claramente sin sacrificar la salud física, social o emocional de tu hijo.

No te rindas y no desesperes. Vemos a niños que mejoran de manera increíble, y también hay que señalar que los adultos selectivos en sus comidas pueden ser saludables y tener vidas felices y plenas. Como explicaba un padre selectivo en sus comidas: «Tengo una mujer maravillosa, unos hijos estupendos y el trabajo que quiero. Juego al baloncesto y tengo buena salud; pero no me gustan las verduras. Quiero que mis hijos tengan la posibilidad de disfrutar de más alimentos; pero estoy contento. Eso me tranquiliza sobre la alimentación de mis hijos». Puedes ayudar a que tu hijo coma bien, y el primer paso es entender por qué estás luchando.

Construir una base para el conocimiento

Este libro se estructura para ofrecerte sólidos fundamentos para el conocimiento que te preparen para las estrategias (o pasos) que siguen, que te permitirán aprender a tomar decisiones diarias sobre la comida con seguridad. Cada capítulo está basado en el anterior y te sugerimos que los leas de principio a fin antes de hacer cambios significativos. El capítulo 1 revisa el desarrollo típico relativo al crecimiento y a la comida, preparándote para explorar, en el capítulo 2, los problemas que el niño puede llevar a la mesa. El capítulo 3 explica cómo te puedes haber metido en un patrón alimentario contraproducente y desagradable.

Los capítulos del 4 al 8 están organizados alrededor de cinco componentes básicos de nuestro enfoque (tratamiento de apoyo para comer en sociedad):

- Paso 1: Disminuir la ansiedad, el estrés y las luchas de poder (capítulo 4).
- Paso 2: Establecer una rutina estructurada (capítulo 5).
- Paso 3: Disfrutar las comidas familiares (capítulo 6).
- Paso 4: Saber qué servir y cómo servirlo (capítulo 7).
- Paso 5: Desarrollar habilidades (capítulo 8).

El capítulo 9 te ayuda a entender el progreso a corto y a largo plazo; será diferente para cada niño y familia. Hay más ayuda y recursos en la página web asociada a este libro, www.newharbinger.com/31106, incluyendo materiales para profesores y cuidadores de niños, un diario para anotar la comida y la ingesta, información sobre aplicaciones para hacer gráficas del crecimiento del niño y otras cosas.

El enfoque del programa PASOS+ es reestablecer la confianza, y no se verá como terapia. Te ayudará a crear una rutina estructurada y optimizar el apetito del niño para que aprenda (o vuelva a aprender) a comer cantidades saludables. Mejorará la seguridad para planificar el menú, la modificación de comidas y convertirá la mesa familiar en algo para disfrutar. Descubrirás estrategias e ideas para ayudar a tu hijo en casa con las habilidades motoras orales y sensoriales, al igual que un resumen de las opciones terapéuticas que te ayuden a decidir si buscar terapia y, si es así, cómo encontrar la ayuda adecuada. Por último, aprenderás a identificar el progreso y compartiremos comentarios alentadores de otros padres.

Conforme vayas leyendo, te darás cuenta de que algunos conceptos se repiten. Reducir la ansiedad del niño mejora el apetito y disminuye la lucha por el poder y a ello también contribuye la rutina. Separamos los pasos para una mayor claridad, pero juntos maximizan el éxito.

Nótese que decimos más «mamá» porque según nuestra experiencia son principalmente las madres las que acompañan a los niños a terapia, buscan ayuda por teléfono o leen libros. No queremos mermar la importancia de los papás. Papás, vuestra contribución es fundamental y nos encanta que se involucren los dos. Nótese también que se ha cambiado la identificación de los niños y los escenarios descritos, y alternamos niños y niñas.

¿Cómo abordar tus preocupaciones y dilemas?

A continuación, unos ejemplos de las cuestiones más comunes que abordamos:

- ◆ ¿Qué hacer si no quiere comer la cena pero le apetece picar en cuanto se limpia la mesa? (capítulo 5).
- ◆ ¿Cómo le desengancho del iPad que hemos tenido siempre en la mesa? (capítulo 8).
- ◆ Temo comer fuera con mi hija. ¿Está bien llevar la comida que le gusta? (capítulo 6).

Los padres nos dicen que ayuda mucho tener algunas ideas sobre qué decir (o no decir) cuando el niño está molesto. Por lo tanto, **incluimos guiones** para situaciones comunes como referencia. Se pueden usar al pie de la letra o ver qué funciona para cada uno. Las preguntas de «Temas de reflexión», otra sección característica del libro, te ayudarán a entender y empatizar con tu hijo. Consejos y ejercicios en todos los capítulos refuerzan las habilidades y son una forma excelente de incluir otros cuidadores.

Beneficios para toda la familia

Los padres con hijos en terapia se quejan a menudo de que las necesidades de los hermanos (y las suyas propias) se obvian porque las tareas terapéuticas distorsionan o destruyen las comidas familiares. Lo que aprenderás en este libro (aparte de las habilidades específicas del capítulo 8) concierne a todos los hijos, tengan o no problemas de alimentación o sean más pequeños o más grandes que la media.

El niño selectivo en su alimentación *y* sus hermanos mejorarán cuando se permita a los niños comer *según las señales de su cuerpo* (aunque cuánto y qué comen probablemente no será lo mismo para todos los niños). Hemos tenido clientes que decían: «¡Mi marido prueba cosas nuevas cuando yo he dejado de presionar!». A pesar de una creciente independencia, los adolescentes también se benefician de la rutina y de comidas familiares respetuosas y sin presión.

Habilidades para toda la vida

Aunque este libro está orientado a niños entre dos y ocho años, los principios básicos, la filosofía y las habilidades se aplican a todas las edades. Si tienes adolescentes o niños mayores, puede que algunas cuestiones no correspondan. Sin embargo, cuando sea apropiado, el contenido se adapta a niños mayores o más jóvenes y la reflexión sobre cualquiera de las cuestiones o ejercicios puede ofrecer perspectivas, ya que muchos lectores han estado luchando desde que sus niños eran pequeños.

Si esperas tener una evaluación o una cita para terapia

Esperar una evaluación es doloroso si tu hijo está luchando. Mientras tanto, los PASOS+ ayudan a la alimentación del niño y te ayudan a reconocer qué no debes hacer. ¡Incluso puedes ver tanto progreso como para cancelar la cita! Ha ocurrido. Si continúas con terapias compatibles (*véase* el capítulo 8), estas estrategias y las filosofías que hay tras ellas serán clave para el progreso en casa y en la terapia.

La elección de la comida

Porque creemos que *cómo* se dé comer a los niños es la clave de lo que coman, abordaremos *qué* alimentos servir más adelante en el libro. Sin establecer comidas agradables y rutinas y reducir la ansiedad de tu hijo, puedes cocinar mil cosas y no encontrar nunca la receta perfecta. La actitud y la ansiedad del niño deben mejorar antes de esperar que explore nuevas comidas. Pero entendemos que tienes que poner comida en la mesa todos los días. Así que mientras trabajas los pasos, sugerimos que continúes sirviendo lo que sirves. Trabaja en el «qué» cuando estés preparada, que puede ser pronto en el proceso, o hasta que hayas establecido comidas familiares habituales.

Descubrir que hay muchas formas de hacerlo «bien»

Una característica clave de los PASOS+ es que no hay que implementar cada estrategia enseguida. Una madre descubrió que meterse en rutinas de comidas, servir cosas al estilo familiar *y* apagar el iPad agobió a su hijo y no comió casi nada durante tres días. La siguiente vez que lo intentó se ajustó a la estructura y a las comidas familiares, pero permitió el iPad. Este enfoque más suave facilitó la transición para su hijo (con cierto grado de autismo), aumentando su comodidad y su interés en comidas diferentes. Estaba emocionada con el progreso, pero aún se sentía culpable «por no hacerlo bien». Sin embargo, hacerlo bien es diferente para cada familia, así que no hay que sentirse culpable o pensar que se debería progresar de forma diferente o más rápidamente.

Cambiar la manera de dar de comer a tu hijo puede verse como algo muy diferente al principio. Fue un reajuste difícil para un padre que, después de años de reglas y de protocolo, se sentía como si hubiera alimentado a su hijo en un planeta lejano y tuviera que regresar a la Tierra. Para otros, el cambio es un descanso. Una madre compartió: «Esto está mejor que luchar por cada bocado».

Aprender a confiar en la intuición

Los padres se lamentan a menudo de que lo que les dijeron que hicieran para que sus hijos comieran no parecía bueno, pero «ellos eran los expertos, ¿no es así?». ¡Incorrecto! *Tú* eres el experto en tu hijo. Si tu instinto te dice que lo que haces no ayuda, y temes las horas de la comida, entonces es muy probable que el enfoque *sea* erróneo. Si el hecho de que tu hijo tome un bocado de todo lo que está en su plato (a menudo conocido como la *regla de un bocado)* supone una batalla épica, o los protocolos de terapia conducen a lágrimas y náuseas, esto mina la confianza del niño. Como consecuencia, perjudica el progreso y las relaciones con la comida.

Deja que tu forma de sentir te guíe en el apoyo para el progreso de tu hijo. Los padres que no se sienten bien sobre la comida o sobre sus propios cuerpos pueden sentir que no pueden confiar en su intuición en temas de alimentación. Los pasos ayudarán. Si ves que cada vez temes menos la hora de las comidas, que aparecen sonrisas en la mesa y comienzas a sentir alivio… *confía* en ello. Deja que la interacción positiva te haga creer en el proceso. Si has probado diferentes estrategias y terapias, puede que te sientas hastiado. Puede que no confíes en nosotros todavía. Bien. Mantén un talante abierto en el proceso.

Nuestro camino a los PASOS+

Yo (Katja) no estudié nada sobre alimentación durante mi formación médica o cuando trabajé como médico de familia (¡y daba consejos sobre alimentación!). Aprendí sobre alimentación como madre cuando me di cuenta de que me sentía segura sobre *qué* dar de comer, pero no de *cómo*. Me preocupé y pensé mucho sobre la comida y eso estaba entrometiéndose en el disfrute de la familia. Descubrí el trabajo de la dietista y terapeuta de familia Ellyn Satter y lo que aprendí e implementé sobre la alimentación *me pareció bien*. Dejé de tener ansiedad y cuanto más veía prosperar a mi familia, más fácil era este nuevo estilo de alimentación.

Estudié las investigaciones sobre asuntos de salud médica y mental relacionados con la lucha de mis pacientes con la comida y el peso. Tuve el honor de estar en la facultad clínica de Ellyn Satter dos años, completando mi aprendizaje sobre la alimentación relacional mediante entrevistas, investigación y formación sobre trastornos de la alimentación y sus terapias. ¡Ayudar a los niños a crecer encontrándose bien con la comida y sus cuerpos es la mejor medicina preventiva que pueda pensarse! Es gratificante facultar a los padres para llevar a sus hijos de una situación de miedo (o preocupación por la comida) a una experiencia de disfrute.

Con el tiempo, vi más niños con alimentación selectiva extrema. Sin excepción, los padres estaban muy involucrados y desesperados por encontrar ayuda. Teniendo una mente abierta, he aprendido de pediatras, dietistas, terapeutas de familia, logopedas, terapeutas ocupacionales y psicólogos. Principalmente he aprendido a escuchar y a confiar lo que padres dedicados y cuidadores comparten sobre lo que les ha ayudado y lo que no.

Yo (Jenny) soy logopeda y desde la universidad he trabajado con niños que luchaban para aprender a comer. También soy mamá de tres niños que tienen formas de comer muy diferentes. Aunque trabajo diariamente con familias con problemas de alimentación, mi experiencia en casa me ofrece conocimientos impagables. Mientras que a mi primer hijo le encantaba comer y devoraba *sashimi*[1] a los cuatro años, mi segundo hijo tenía entre treinta y cuarenta alimentos aceptados a la misma edad. Su forma de ser independiente y su temperamento emocional desempeñaron un gran papel en su selección. ¡Me recuerda diariamente que la comida no es fácil! Todavía no hemos encontrado consenso en cuanto a mi hija pequeña.

Hace una década, estaba trabajando en un ambiente donde el análisis conductual aplicado (o terapia de modificación de la conducta) era el método de tratamiento que se prescribía y sentía que las estrictas reglas de ese tipo de terapia no iban conmigo. La filosofía de «come y verás un

---

1. Plato japonés que consiste principalmente en marisco o pescado crudos, cortados finamente. (*N. de la T.*)

25

vídeo o tendrás este juguete» no funcionaba en casa para muchos padres, y para mí era antinatural tratar de enseñar a los niños de esta forma.

Analicé la investigación y descubrí estrategias que funcionaban mejor para, finalmente, unirme a un grupo de la universidad. Allí, desarrollé un programa que parecía bueno para mí y para los padres con los que trabajaba. Lo llamé «PASOS» y desde entonces he trabajado con cientos de familias dentro de este esquema de apoyo, guía y desarrollo de habilidades. Aunque PASOS se centra en niños y niñas entre dos y cinco años, frecuentemente, veo recién nacidos y trabajo con niños hasta la edad de dieciséis años.

He tenido la oportunidad de trabajar con fisioterapeutas y terapeutas ocupacionales, así como con dietistas, lo que me ha permitido saber cómo pueden influir negativamente en la alimentación temprana problemas sensoriales, retrasos motores, irregularidades en las relaciones y una combinación de estos factores. En mi papel como colaboradora en temas de alimentación tengo el privilegio de ayudar a los padres a recorrer el camino de sus hijos hacia el disfrute de la comida. Con los años he aprendido que el objetivo para mí y para los padres con los que trabajo es confiar en el niño, leer sus señales y ayudar a que confíen en ti. ¡Lo demás es secundario!

Con el tiempo, cuando hablábamos (Katja y Jenny) sobre los casos más difíciles, nos dimos cuenta de que ofrecíamos respuestas similares: establecer rutinas, poner al descubierto prácticas alimentarias contraproducentes, rehabilitar las comidas familiares y reducir la ansiedad y la lucha por el poder, así como un intercambio de ideas sobre las maneras de abordar los problemas motores orales y sensoriales.

Ambas estamos *comprometidas con el principio de que la confianza y la relación entre padres e hijos no pueden sacrificarse por unos objetivos de nutrición o de crecimiento.* Como afirmaron Black y Aboud (2011), no alimentar de manera sensible «puede minar la confianza en padres sensibles».

La idea central de este libro es esa relación entre padres e hijos y es el fundamento de los PASOS+. Los PASOS unen el apoyo más clínico de Jenny en temas motores orales y sensoriales (con los padres como «terapeutas»), con el énfasis de Katja en la relación con la alimentación. Los enfoques terapéuticos y relacionales para los problemas de alimentación se utilizan mejor de forma conjunta, con la respuesta y el confort del niño guiando el camino: PASOS+ te muestra cómo hacerlo.

Al crear y desarrollar nuestros propios estilos de prácticas y estrategias, hemos incorporado aspectos del trabajo innovador de otros investigadores y personal clínico. Agradecemos en especial el trabajo de Suzanne Evans Morris, Marsha Dunn Klein, Ellyn Satter, Debra Beckman, Catherine Shaker e Irene Chatoor. Con este libro queremos compartir, las que creemos, son las mejores estrategias disponibles y las más útiles.

Ser experto en tu hijo

Tú eres la que mejor conoces a tu hijo. Eres la experta en alimentación de tu hijo, o por lo menos te convertirás en ello. Te ayudaremos a analizar el carácter de tu hijo y sus reacciones al cambio y te ofreceremos sugerencias y estrategias probadas clínicamente para capacitarte a descubrir qué funciona y qué no con tu familia. *Confiamos en ti.* Confiamos en que al entender los problemas y usar las estrategias de trabajo para conseguir objetivos realistas, aprenderás a sentirte competente y segura y a entender dónde tú y tu familia podéis beneficiaros de una ayuda adicional. Con el tiempo aprenderás a confiar en ti misma.

Superar los problemas de la alimentación puede ser un proceso largo y, a veces, es difícil ver el progreso. Volver la vista hacia donde comenzaste puede recordarte lo lejos que has llegado. Una de las herramientas más útiles para este proceso es un cuaderno o diario para anotar las frustraciones, las observaciones y los avances. Las anotaciones pueden parecer sólo otra cosa para hacer, pero incluso si son unas pocas páginas en un cajón, el cuaderno puede resultar una herramienta inestimable. Una mamá, frustrada por una aparente falta de progreso, se dio cuenta cuando leyó las notas de semanas anteriores que su hijo ya no lloraba por tomar galletas lo primero. ¡Qué progreso! Empieza con tu viaje hasta ahora, luego escribe una palabra o dos cada día (o páginas). Anota lo positivo (sin llantos ni berrinches, tomó comida sin hacer muecas; o qué ocurre cuando pruebas una nueva rutina o sirves la zanahoria en forma circular en vez de en forma de palitos. Anota tu actitud y la del niño y los sentimientos, no sólo la ingesta.

Los padres preguntan a menudo. «¿Cuánto tiempo se necesita?». Desafortunadamente, nadie puede adivinarlo. Algunos padres se zambullen en ello y todo cambia enseguida. Otros necesitan más ayuda y se mueven más lentamente. Algunos niños se adaptan rápidamente, deseosos de un cambio, mientras que otros van mejor a un ritmo más lento. Muchos padres se sorprenden ante la rapidez de la mejora y la disminución de la ansiedad: la base para todo progreso. *Podemos* predecir que tardará más tiempo del que te gustaría ver a tu hijo comiendo más variedad de alimentos o más cantidad. Pero también hemos visto a preescolares sin apetito aparente, comiendo sólo unos pocos alimentos, decir: «Tengo hambre» y probar nuevos alimentos en pocos días. Hemos visto preadolescentes aprendiendo a degustar nuevas comidas en algunos meses. Por lo general, vemos a familias lograr avances significativos entre tres y doce meses (aunque para problemas más graves se puede tardar mucho más).

Durante el proceso, se puede caer en viejos hábitos y cometer «errores». Esto puede ralentizar el proceso, pero estos momentos son oportunidades para observar y aprender. Habrá triunfos y reveses y el progreso puede parecer pasos hacia delante y hacia atrás, más que una mejora predecible y constante. Esta parte del proceso es predecible (y confusa). Sé amable contigo mismo y con tu hijo, sin importar la manera en que se desarrolle este viaje y recuerda que cambiar necesita tiempo. Pero valdrá la pena.

CAPÍTULO 1

Entender la alimentación típica

La experiencia humana es sumamente variada, y todos los niños nacen con diferencias de carácter y otras. No obstante, una comprensión básica de cómo aprenden a comer los niños normalmente te ayudará a calcular cuánto se ha alejado del camino tu hijo y en qué punto. Además, entender lo que es típico rara vez forma parte de la formación de los profesionales a los que se acude en busca de orientación, y esto es importante; considera al niño cuyos principales problemas no fueron atendidos por el pediatra, o la niña con problemas de alimentación que se deriva a una terapia intensiva que hace más daño que bien. Entender lo básico es fundamental cuando se aboga por los mejores cuidados para tu hijo.

Lo que sorprende a muchos padres es que la alimentación típica es impredecible, con niños que comen mucho algunos días y poco otros y que rechazan sus comidas favoritas por capricho. El desarrollo y el crecimiento típico, junto con el temperamento y otros factores, son algo progresivo. Algunos niños caminan a los diez meses, otros a los trece, y ambos desarrollan ritmos diferentes dentro del rango normal. La alimentación no es diferente.

NORMAL VS. TÍPICO

Preferimos el término «típico» para describir los patrones más comunes o las estructuras de tiempo para la mayoría de los niños, entendiendo que existe un rango. Somos precavidos en el uso del término «normal», ya que puede implicar juicio y cada niño «normal» difiere, en especial en los problemas. Es decir, la alimentación de una niña puede ser normal para ella, pero no típica. Cuando se necesita un diagnóstico podemos usar «normal» reconociendo que la línea entre «normal» y «patológico» es poco clara. Recuerda que si algo está dañando el desarrollo o el funcionamiento social, físico o emocional de tu hijo, es un problema para él y para la familia, independientemente de la terminología.

El progreso de la alimentación típica es amplio y varía entre individuos (incluyendo niños), familias y culturas. En este capítulo, analizaremos el progreso ya que atañe a la cantidad que come la niña, cómo crece, el desarrollo de las habilidades físicas relacionadas con la comida y el carácter.

Entender la ingesta típica

Los niños pequeños no comen como nos dicen que deberían hacerlo. No consumen exactamente las raciones recomendadas y lo que comen no se parece al gráfico de «Mi plato» que tienen los doctores en su consulta junto a los gráficos de las calorías y la pirámide nutricional. La mayor parte de los recursos sobre la alimentación incluyen guías sobre el tamaño de las raciones que incrementan la ansiedad de los padres si sus hijos comen menos (o quieren más) de lo recomendado.

Nos alegra que, poco a poco, las listas de las recomendaciones de las raciones sean un punto de partida, con la advertencia de que el niño puede dejar comida en el plato o querer más. Como analizamos en el siguiente capítulo, entender el margen de ingesta típica es fundamental:

cuanto más tratemos de hacer que los niños coman las cantidades prescritas, más frustrados estarán todos y peor comerán los niños.

Qué y cuánto comen los niños varía enormemente de comida a comida, de día a día y de semana a semana. Un papá dijo: «No puedo aceptar que mi hijo pueda pasar toda la tarde con dos bocados de galletas». ¡Pero puede! Ten en cuenta estos puntos:

- Los niños pequeños pueden comer sólo una o dos cosas en cada comida o tentempié, por ejemplo, fruta en una comida y pasta en la siguiente.
- Algunos niños comen mucho más que las raciones recomendadas, mientras que otros comen menos y aun así crecen de manera saludable.
- Los niños pequeños normalmente prefieren hidratos de carbono (pasta, pan, dulces). Esta preferencia tiende a disminuir naturalmente cuando los niños maduran.
- La ingesta varía según los niveles de energía y actividad. Una enfermedad, como un resfriado, puede hacer disminuir la ingesta. Un acelerón en el crecimiento puede incrementar la ingesta.
- La ingesta puede disminuir por un tiempo, ya que los niños pequeños dejan atrás el rápido crecimiento de la infancia. A menudo, los padres se sienten confundidos por ello.

La pediatra dietista Hydee Becker compartió con nosotras esta alentadora valoración: «Llevo mirando diarios de comidas de niños más de quince años. Los padres anotan a menudo que sus hijos comen unos bocados de esto y beben un poco de aquello, sin embargo, la nutrición se equilibra en unos días y el análisis, por lo general, se ve bien».

Entender el crecimiento típico

La mayor preocupación de los padres se relaciona, generalmente, con el crecimiento: talla pequeña, aumento de peso lento, o un niño etiquetado como «por debajo del peso» en las gráficas de crecimiento o como «insuficiencia de crecimiento». Sin embargo, *los niños que son pequeños pero crecen de forma regular pueden ser saludables.* El determinante fundamental de la altura y el peso del niño en la edad adulta es la genética. Considera el historial de tu familia y los patrones de crecimiento. Una mamá estaba sorprendida al ver su propia gráfica de crecimiento, que empezaba en la parte baja de la curva y aumentaba lentamente hasta una altura y un peso medio en la escuela secundaria.

Los niños más pequeños tienden a crecer «a rachas», que pueden ocurrir en veinticuatro horas con intervalos sin crecimiento de hasta dos meses. Tu hijo puede usar la misma talla de pantalones durante años y necesitar un nuevo armario ¡en cuestión de días! Por esta razón, es importantísimo seguir el crecimiento conforme avanza el tiempo. Otros puntos importantes sobre el crecimiento:

* Algunos niños saludables se mueven de percentiles más altos a más bajos dentro de los dos primeros años. No siempre es causa de alarma.
* El crecimiento que acelera o desacelera aún es probablemente un crecimiento saludable si el cambio es gradual y regular y si tu hijo está bien y se establece finalmente en un percentil estable, incluso por debajo del corte «por debajo del peso apropiado».
* Puede que se presione más a los niños que a las niñas «para ser grandes y fuertes».

Las gráficas de crecimiento *(véase* la figura 1.1) son malinterpretadas a menudo, incluso por doctores, con consecuencias perjudiciales. No son un informe o un test de la crianza de los hijos, donde el percentil diez es peor que el quince. El percentil diez puede ser el correcto para tu hijo. Los percentiles sólo te indican cómo es el niño en relación a una muestra de niños de la misma edad. Los humanos tenemos diferentes formas y tallas; la mayoría de la gente está entre el percentil quince y el ochenta y cinco pero, evidentemente, hay personas más pequeñas o más grandes.

Las etiquetas también pueden engañar. Las etiquetas «normal», «por debajo del peso» y «sobrepeso» implican un diagnóstico, mientras que, de hecho, los percentiles de corte para estas categorías son relativamente arbitrarios, difieren según el país y han cambiado con los años. Vemos la etiqueta «insuficiencia de crecimiento» aplicada sin coherencia, basada en el peso, o ratios peso-talla desde el percentil uno al diez, o cuando los niños bajan en la gráfica de crecimiento *(véase* la figura 1.2). También hemos visto usar gráficos que no estaban corregidos para niños prematuros. Como los términos se usan incorrectamente, si a tu hija se la ha etiquetado como que tiene «insuficiencia de crecimiento», es mejor tener una segunda opinión. Los cambios en la gráfica de crecimiento son importantes y hay que considerarlos, pero no lo es todo. Mirando la globalidad, un papá se sintió facultado para decir: «Mi hijo está *creciendo:* está feliz, saludable, activo, duerme bien. Sólo es bajito. Si hay un problema de crecimiento, llamémoslo por su nombre. Mi hijo no está "fracasando". Las palabras importan».

Seguir el crecimiento de un niño a lo largo del tiempo contribuye a la globalidad de la salud y el desarrollo. Como las etiquetas y los gráficos usados para darle sentido a las medidas de un niño pueden confundir, recomendamos que los padres sigan estos consejos para entender el crecimiento:

- Insistir en medición exacta, personal con experiencia y llevar la misma ropa todas las veces.
- Usar gráficos corregidos para niños prematuros.
- Confeccionar la gráfica de crecimiento del hijo uno mismo. Puedes ser la primera que haga la curva de su crecimiento descubriendo un patrón estable y saludable (véase «Recursos útiles» en http:// newharbinger.com/31106, para una aplicación sobre el diseño del crecimiento).
- Usar ratios de peso y estatura hasta los tres años.
- Después de los tres años, una combinación de medidas es lo mejor. Un crecimiento acelerado es menos frecuente después de esta edad, así que un profesional experimentado puede ayudar a interpretar el crecimiento.

La curva de crecimiento suave que puedes ver en la consulta del médico implica que el crecimiento saludable es suave y continuo, cuando es muy probable que no sea posible. Los niños pueden crecer en estatura rápidamente y luego ganar peso, de forma que su ratio de peso y estatura puede parecer una línea ondulada.

La figura 1.1 ilustra el peso estable y bajo. Si una evaluación de la conducta médica, alimentaria y de salud no es preocupante, probablemente se trate de un crecimiento saludable. Continúa con conductas que apoyen la salud.

La figura 1.2 muestra una rápida bajada en el percentil, el niño necesita una evaluación. Un declive lento seguido de un nivelado de la trayectoria de crecimiento también merece evaluación, pero puede no ser problemático.

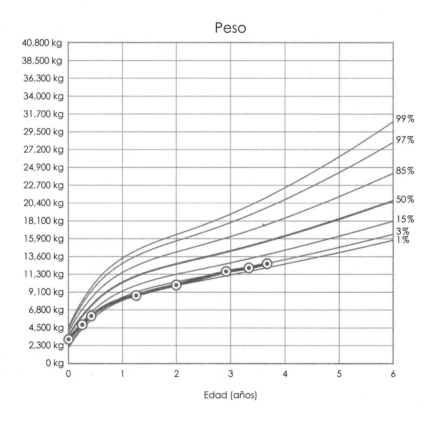

Figura 1.1. Crecimiento estable y bajo.

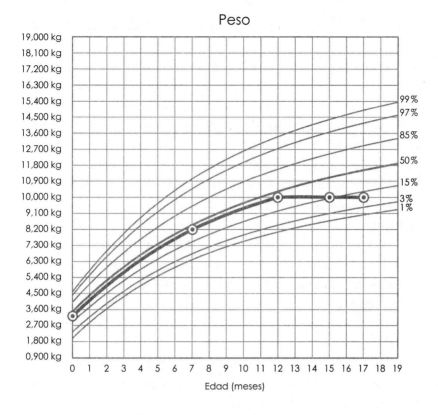

Figura 1.2. Crecimiento lento.

Entender la mecánica de aprender a comer

El proceso de aprender a comer sólidos lleva de dos a tres años, generalmente empieza a partir de los seis meses, cuando el niño muestra buena disposición, lo que incluye sentarse con algo de ayuda e inclinarse hacia la comida o alcanzarla. (Alrededor de los tres años, los niños con desarrollo típico comen parecido a los adultos desde una perspectiva motora oral). La mecánica de aprender a comer incluye el aumento de la estabilidad de la mandíbula y la lengua y la coordinación de los movimientos de la mandíbula, la lengua y los carrillos. Aunque lo resumimos en pocas frases, aprender a comer es complejo, está descrito en su totalidad en *Pre-Feeding Skills,* un libro de referencia de 798 páginas para padres y profesionales, de Suzanne Evans Morris y Marsha Dunn Klein (2000). Y la investigación continúa para descubrir nuevas perspectivas.

Sin embargo, comer bien es mucho más que la mecánica o probar un alimento diez veces, como insinúa la alimentación común. Primero, los niños necesitan un contexto, normalmente ver a los cuidadores disfrutar de la comida. Luego se acostumbran a la vista y el olor jugando con la comida, estrujándola y partiéndola. (Piensa en las fotos de los primeros cumpleaños). Pueden meterse comida en la boca y escupirla varias veces, o chuparse los dedos. Pueden encantarles algunos alimentos (hidratos de carbono y dulces) la primera vez que los prueben, mientras que otros pueden necesitar más tiempo.

Los niños con desarrollo típico también pueden rechazar comidas sin razón aparente. El niño al que le gustan los huevos puede pasar de ellos durante meses (incluso años) y una mañana quererlos otra vez. Saber que esto es normal les recuerda a los padres que tengan a mano estos alimentos, sin presión, hasta que el niño esté preparado para disfrutarlos de nuevo.

Náuseas normales

Casi todos los niños tienen náuseas cuando están aprendiendo a comer. El reflejo de la náusea protege las vías respiratorias evitando que el niño se ahogue con cosas demasiado grandes para tragar. Si se les dan sólidos antes de que el niño esté preparado, o los alimentos no son los adecuados para su capacidad, pueden aparecer náuseas frecuentes. Con más oportunidades para comer alimentos más grumosos y difíciles, el niño aprende que tiene que triturarlos y masticarlos antes de tragarlos y las náuseas desaparecen. El reflejo de la náusea se mueve desde la parte frontal de la boca hacia más atrás al cambiar la anatomía con el crecimiento. Masticar objetos que no son comida conduce también a tener menos náuseas.

Las habilidades y las experiencias varían: un niño puede chupar y morder galletas mientras que otro puede arrancar grandes trozos de un mordisco y puede saltarse las galletas para ir a comidas más grumosas.

El proceso sensorial

El proceso sensorial se refiere a cómo los humanos sentimos el aporte del exterior. Recibimos los sonidos por los oídos y la luz por los ojos; los canales de nuestros oídos sienten la posición de nuestro cuerpo en el mundo; las terminaciones nerviosas de nuestros dedos, de la lengua y de la nariz dan información sobre el tacto, el gusto y el olfato. Esta información se pasa al cerebro, donde se integra y se compara con experiencias anteriores.

Las dificultades de procesamiento sensorial se citan a menudo como *la* causa de la mayoría de EPE. Con problemas de integración sensorial, el aporte sensorial puede interpretarse como de mucha intensidad o casi nulo. Los alimentos con texturas variadas pueden parecer incómodos e irritantes, mientras que los alimentos escurridizos o suaves que aportan poca información pueden desorientar. Las experiencias neutrales o agradables para la mayoría de la gente pueden ser sobrecogedoras o dolorosas para alguien con problemas sensoriales, contribuyendo a que sea reacio a la comida.

Pero todos existimos en un continuo sensorial. Algunos mascamos chicle o zapateamos para sentirnos alerta o en calma. Algunos niños pueden pellizcarte muy fuerte para reconfortarse, o rechinar los dientes o taparse los oídos con las manos para buscar una regulación sensorial. Hay niños que se entusiasman con el barullo de la feria mientras que su hermano se agobia con las luces y el ruido de una tienda.

La habilidad para sintetizar los aportes sensoriales y filtrar lo que no necesita atención son factores claves para saber si el niño está en el rango «normal» del procesamiento sensorial. Considera el sobrino de Katja, que come bien, con características tomadas normalmente como criterio para trastornos sensoriales: fuerte reacción a los olores, rechazo de mezcla de comidas (típicas de la fase alrededor de los tres años) y que se muerde las uñas y la lengua mientras come. Evita los váteres con ciertas cisternas y los secadores de manos en los baños públicos, odia las etiquetas en la ropa y se sobresalta con los ruidos. Está contento y crece bien con su forma de sentir el mundo y va mejor con los sonidos, las texturas de la ropa, etc. Si las características sensoriales de tu hijo no interfieren en su felicidad y desarrollo, puedes pensar que esas características son sólo parte del espectro de la experiencia humana.

Entender la condición alimentaria

Puedes pensar en el interés de tu hijo por la comida y su reacción ante ella como su *condición alimentaria;* otro continuo, desde el curioso que quiere aprender nuevas cosas hasta los muy precavidos. La manera de acercarse a la comida probablemente será similar a la manera de enfocar la vida. Vemos que la mayoría de los niños con trastornos alimentarios son precavidos. Un temperamento cauteloso combinado con temas sensoriales puede hacer la comida muy difícil. Considera también si tu hija es terca, quiere hacer las cosas por sí misma o tiene ansiedad.

Muchas mamás nos dicen que sus hijos comen de manera diferente *desde que nacieron:* uno comía con ganas, mientras que el otro se quedaba dormido y mamaba y dejaba de mamar durante horas. Reconocer que los hijos nacen con condiciones alimentarias singulares permite a los padres que los dejen ser como son a la hora de comer, sin sentir la necesidad de cambiarlos. Jenny aprecia patrones de crecimiento diferentes en sus dos niños: uno come cantidades similares en cada comida, mientras que el otro come mucho en el desayuno y poco el resto del día, con algún banquete durante un crecimiento acelerado. Uno era grande (percentil 99) desde el nacimiento, mientras que el otro era percentil 50 desde el principio.

Temas de reflexión: Las siguientes afirmaciones te ayudan a entender tu propia condición alimentaria y, al mismo tiempo, cómo puedes verte reflejado en el interés (o falta de interés) de tu hijo por la comida. Valóralos en una escala del 1 («en total desacuerdo») al 5 («totalmente de acuerdo»), siendo el 3 neutral:

- Algunas veces me olvido de comer.

- Disfruto comiendo.

- Siento impaciencia si tengo hambre y no puedo comer.

- No tengo hambre en el desayuno.

- Cuando planeo el día, siempre considero cuándo y qué voy a comer.

Entender el papel que juega el carácter en la forma de alimentación de tu hijo te protege contra los consejos y las intromisiones. Por ejemplo, cuando un doctor u otro padre te dice qué hacer para que un niño tome un bocado de todo lo que hay en el plato, que ha rechazado, puede ser que se trate de niños más atrevidos o más llevaderos. Entender el carácter ayuda también a los padres a entender por qué uno de sus hijos se esfuerza y otros no, especialmente sin otro diagnóstico o temas motores orales o sensoriales obvios.

Entender el desarrollo

Si bien hay un rango típico, los niños prematuros o con retraso de desarrollo tienden a tardar más en aprender a comer. Un cliente tenía un bebé que aprendió a caminar a los diecisiete meses, y su alimentación iba por detrás, de cuatro a seis meses, de los niños de su edad. Esperar que todos los niños se desarrollen de la misma forma es crearse problemas.

Con un desarrollo típico, las habilidades motoras gruesas (control de la cabeza y el tronco, sentarse) se desarrollan antes que las habilidades motoras finas (tomar una galletita con el índice y el pulgar); *las habilidades motoras orales son habilidades finas.* La ratio de desarrollo de ambos tipos de habilidades tiene influencia en la alimentación, y mientras que niños con retraso necesitan ayuda terapéutica, muchos que progresan y van bien sólo necesitan apoyo. Veamos cómo pueden impactar en la alimentación las fases de desarrollo.

Niños pequeños: La transición a los sólidos y la autoalimentación

Normalmente, a los cinco o seis meses (ajustado para los prematuros), los niños pequeños muestran signos de preparación para los sólidos: habilidad para sostener la cabeza y el torso, abrir la boca para la cuchara, cerrar los labios con la cuchara y no expulsar inmediatamente la comida con la lengua (reflejo con el que nacen y que desaparece entre los cuatro y los seis meses).

Algunos padres dan puré con cuchara mientras que otros no usan la cuchara y permiten a la niña tomar alimentos que pueden chupar o triturar con las encías (descrito en el libro de Tracey Murkett y Gill Rapley *El niño ya come solo: Consiga que su bebé disfrute de la buena comida,* 2012). Dar de comer con la cuchara no es, por definición, sobrealimentar o presionar si el niño pide la cuchara (algunos bebés incluso toman la cuchara para llevársela a la boca) y disfruta de la experiencia y si se responde a sus peticiones.

A algunos bebés les gusta que les den de comer con cuchara; otros quieren comer solos. Otros bebés aceptan la cuchara inicialmente y luego la rechazan (normalmente alrededor de los ocho o diez meses). Esto supone un obstáculo, sin embargo, ambas hemos tenido llamadas de padres nerviosos cuyos hijos mayores fueron etiquetados con «aversión oral» porque «ya no toman la cuchara». Animamos a estos padres a darle la cuchara al niño o, de lo contrario, a que hagan una transición a alimentos blandos que puedan comer con los dedos, lo que permite al niño un mayor control, y a menudo nos enteramos de que el niño vuelve a comer contento.

Los niños a los dos años: Control y precaución

Los niños de dos años y sus padres pueden enfrentarse a muchos retos relacionados con la comida y la alimentación. Incluso los que más comen y tienen más confianza pueden pasar por una fase selectiva desde los quince meses hasta los cuatro años. Durante esta fase cautelosa (caracterizada por la *neofobia,* o miedo a las cosas nuevas) pueden sospechar incluso de alimentos que antes han disfrutado, no querer que cierta comida toque su plato y retirar cualquier verdura.

Los niños dicen no al desarrollarse como individuos; algunos dirán no a ponerse una chaqueta o cepillarse los dientes o a cualquier cosa que se les ofrezca para comer. Para intentar controlar, la mayoría intentará que los padres les sirvan su comida favorita. Además, el crecimiento y la ingesta se ralentizan, lo que asusta a los padres de niños pequeños y puede hacer que los padres sólo ofrezcan los alimentos favoritos. Con todos estos cambios, éste es un período en el que las cosas salen mal, pero si los padres saben que este período es así, con el programa PASOS+ esta fase no tiene por qué trastornar la alimentación.

Preescolares y niños mayores: Competencia y relación

Los niños de alrededor de tres años generalmente quieren complacer a los padres, aprender nuevas cosas y sentirse competentes. Cuando los niños alcanzan los siete u ocho años, muchos buscan relaciones más fuertes con otros niños, pueden tener reacciones más fuertes frente a las figuras autoritarias y mostrar más entendimiento y preocupación por los demás. Son más conscientes de ellos mismos y de cómo otros los perciben. Aunque la mayoría disfruta de una independencia creciente y de la responsabilidad que conlleva, los niños pueden sentir culpabilidad y vergüenza cuando no van bien. Con los problemas de alimentación, puede que quieran complacer a toda costa o comer bien, y sientan verdadera angustia cuando no puedan hacerlo.

Fomentar el entendimiento de la situación de tu hijo requiere conocimiento sobre el rango del desarrollo de la alimentación típico en los niños; considerar la ingesta, el crecimiento, la mecánica, el temperamento, y la fase de desarrollo profundiza este entendimiento.

En el siguiente capítulo, entenderás la variación normal y profundizaremos en los retos más comunes de la alimentación que pueden evitar que los niños no actúen bien. Incluso sin meternos en estrategias específicas para abordar los retos, este entendimiento puede significar una gran diferencia. Una madre nos informó que aprender qué puede influir en la alimentación selectiva de su hijo le ayudó a «conectar los puntos» y a resolver los problemas con creatividad. Como dijo G. I. Joe: «El conocimiento es tener ganada media batalla».

CAPÍTULO 2

Entender los retos de tu hijo

E n la introducción te sugerimos que, en lo que a la alimentación se refiere, aprendas a confiar en ti misma y en tu hijo. Eso es algo que puede parecerte imposible cuando lo que te preocupa es que no coma lo suficiente, que en meses o años no haya progresado, y que las cosas vayan a peor. En este capítulo ampliarás tu comprensión del desarrollo para explorar los retos de la alimentación y también aprenderás el modo en que evoluciona el trastorno de la alimentación selectiva extrema. Ese conocimiento te ayudará a decidir qué dejar de lado y qué trabajar para contribuir a la buena alimentación de tu hijo y, sobre todo, a hacer que las cosas no vayan a peor. La finalidad de estos primeros capítulos consiste en ayudarte a entender a tu hijo y los retos a los que ambos os enfrentáis, y es la base de los pasos a seguir.

En resumen, definimos la *alimentación selectiva extrema* (EPE) como el trastorno de no comer los alimentos suficientes o variados que permitan un saludable desarrollo emocional, físico y social, o bien seguir unos patrones alimentarios que son fuente importante de conflictos o preocupaciones. He aquí algunos signos que pueden significar que tu hijo tiene algo más que el trastorno de alimentación selectiva típico:

+ **En lo emocional**
  Se trastorna o llora con frecuencia en torno a los alimentos.
  Se siente mal con respecto a su alimentación.

+ **En lo físico**
  Tiene deficiencias nutricionales demostradas.
  Va bajando en su percentil de crecimiento.
  Tiene poca energía y/o sufre frecuentes crisis cuando tiene hambre.

+ **En lo social**
  No asiste a fiestas de pijamas o reuniones sociales.
  Se aísla a consecuencia de las limitaciones de sus menús.
  Sus compañeros se ríen de él o de ella, o los adultos (familiares, profesores) le dedican una atención extrema.

«Los niños se portan bien cuando pueden hacerlo» es uno de los temas que Ross Greene trata en su libro *El niño insoportable* (2010). Si en este momento tu hijo *no puede* portarse bien con la comida, reconocerlo y crear un entorno en el que pueda hacerlo es el primer paso hacia mejorar su relación con la comida.

Los retos de la alimentación desde el punto de vista de tu hijo

Los niños con EPE no sólo son traviesos o caprichosos (aunque en ocasiones son más que capaces de serlo). Abordar los problemas de la alimentación no significa «parar» a tu hijo o hacer que obedezca. Por el contrario, *existe casi siempre una razón subyacente que coloca a un niño y a sus padres en el camino de las dificultades de alimentación*. Es posible que vuestras luchas comenzaran en la unidad de cuidados intensivos de los neonatos, durante la etapa de aprender a comer, o en el complicado período de los dos primeros años de vida. A pesar de numerosas pruebas y evaluaciones, con frecuencia, un diagnóstico definitivo o una explicación del porqué de los enfrentamientos del niño nunca llegan a aflorar.

Pero puesto que las investigaciones realizadas muestran que diferentes posiciones iniciales a la alimentación (Harris, Blissett y Johnson, 2000) desarrollan presentaciones similares, puedes ayudar a tu hijo aunque no tengas un diagnóstico claro.

Aun así, entender (en la medida de lo posible) los factores que contribuyen a los retos de tu hijo, y las dinámicas en juego, puede ayudarte a empatizar con el niño y a tener paciencia con el proceso. Seguir el enfoque de los PASOS+ puede servirte de guía, ya se trate de problemas sensoriales, cuestiones temperamentales o disfunción motora oral. Desde el punto de vista de tu hijo, ésos son los retos más comunes,

Retos médicos: «¡Le duele! ¡No se siente bien!»

Hay que descartar, o bien abordar, los problemas médicos relacionados. Entre ellos se incluyen alergias, reflujos, esofagitis eosinofílica (inflamaciones dolorosas del esófago relacionadas con la alergia) o estreñimiento severo, esencialmente cualquier cosa que pueda causar dolor o hacer que un niño se sienta mal. Como Harris y sus colegas (2000) señalan: «El dolor y las náuseas, cuando están asociados a la alimentación, son probablemente unos de los mejores predictores del posterior rechazo a la comida» (150). Los niños pequeños no saben identificar qué es lo que no les sienta bien, pero saben qué les es difícil o doloroso, y sus conductas alimentarias van encaminadas a evitar los sentimientos negativos. Los trastornos musculares o cardiorrespiratorios que pueden aumentar el esfuerzo necesario para simplemente respirar, como los problemas coronarios congénitos, las enfermedades pulmonares crónicas o las distrofias musculares afectan también a la alimentación y con frecuencia incrementan la necesidad calórica.

Los criterios actuales para diagnosticar el *trastorno de evitación y/o restricción de la ingesta de alimentos* (ARFID, en sus siglas en inglés) dicen que no se puede diagnosticar una dolencia alimentaria cuando hay una enfermedad. Creemos que esto es simplificar las cosas en exceso. Los problemas médicos son a menudo la causa principal de un problema de alimentación *que persiste* incluso después de haberse resuelto el problema médico. Curiosamente, Harris y su colegas (2000) observan que los problemas de alimentación que se desarrollan en los niños con afecciones médicas son fundamentalmente los mismos que aparecen en niños sin un problema médico identificado.

Retos de la función motriz oral: «¡No puedo!»

Cualquier problema médico que dificulte llevarse la comida a la boca, masticar, respirar, tragar, o sentarse derecho, afecta al acto de comer. Si tu hijo necesita toda su energía y su concentración para sostener el torso y la cabeza, es posible que no pueda comer lo suficiente para desarrollarse plenamente. Los problemas anatómicos, como el del paladar hendido, malformaciones en la tráquea o el esófago, problemas dentales o incluso vegetaciones o amígdalas pueden desempeñar también un papel importante. Un problema que se omite con frecuencia y que se corrige fácilmente es el frenillo corto de la lengua: una banda de tejido inusualmente corta, gruesa o densa que une la parte inferior de la punta de la lengua con la base de la boca y que afecta al movimiento de la lengua y a la alimentación del niño (incluida la lactancia).

El correcto funcionamiento de la mandíbula es la base fundamental de las habilidades motoras orales, incluyendo el movimiento coordinado de la lengua para mover la comida en la boca, el cierre de los labios para mantenerla y el estiramiento de los músculos de los carrillos para evitar que la comida se quede en ellos. La estabilidad de las mandíbulas depende del movimiento equilibrado de los músculos faciales y mandibulares. Muchos niños con dificultades motoras orales no tienen una masticación coordinada, tienden a morder la comida con las piezas dentales frontales y no mueven las que requieren una mayor fuerza de masticación y precisión, las piezas dentales posteriores. Tomemos como ejemplo a Mary, quien se sintió decepcionada cuando las terapias sensoriales no se dirigían a la masticación de su hijo: «Empuja la comida entre los dientes con la lengua. Tiene cuatro años y mastica como su hermanita de diez meses. Quiere comer alimentos diferentes, pero no sabe qué hacer con ellos en la boca».

Incluso problemas motores orales muy sutiles pueden constituir un factor de riesgo. Mover la lengua sólo adentro y afuera y arriba y abajo hace que los niños coman sólo alimentos blandos y triturados, y muchos se quedan estancados en ese nivel. Para masticar los alimentos más duros es necesaria una movilización lingual lateral coordinada, así como poder recoger de los carrillos y los dientes el alimento que se va a tragar. Si tu hijo no puede masticar con las encías y las muelas tempranas hacia los quince meses (ajustándose a la prematuridad) y el progreso se ha estancado, es posible que una evaluación con un terapeuta cualificado pueda determinar si hay un problema y cómo ayudar al niño (consulta el capítulo 8).

Retos sensoriales: «No me gusta el aspecto que tiene, cómo sabe, cómo suena. Me siento incómodo»

Como se analizó en el capítulo anterior, los niños con problemas de integración sensorial procesan los registros sensoriales de manera diferente. Los estudios de imágenes cerebrales muestran diferencias visibles en niños con un trastorno de procesamiento sensorial severo (TPS) en comparación con niños neurológicamente típicos (Owen *et al.*, 2013). Los sabores y las texturas les pueden parecer demasiado intensas, o bien tener una mala percepción de la comida, lo que les lleva a la indiferencia hacia ella, o bien al «almacenamiento» (acumular la comida en los carrillos), ya que el niño simplemente no percibe que guarda los alimentos en la boca. Algunos niños con problemas sensoriales comen solamente alimentos blandos o bien crujientes, con una textura uniforme. Sin embargo, la tendencia a rehusar los alimentos combinados es algo que se ve normalmente en la fase de los niños pequeños, de 1 a 2 años.

Las imágenes del cerebro muestran también que las diferencias en procesamiento del tacto y del paladar están relacionadas con las dificultades para comer. El procesamiento visual no se ha podido relacionar aún con la aversión a los alimentos, a pesar de los informes de padres de que hay niños que no quieren comer algunos alimentos por el «aspecto» que tienen. Los investigadores suponen que esta tendencia no está causada por problemas de percepción visual y de integración, sino por el hecho de que las características visuales de algunos alimentos desencadenan un miedo basado en pasadas experiencias negativas (Farrow y Coulthard, 2012).

Si bien un trastorno del procesamiento sensorial presenta todo un reto, ello no significa que un niño sea incapaz de aprender a desarrollar sus gustos y tolerar la introducción de otras experiencias sensoriales. Alexa, madre de una niña con graves problemas de procesamiento sensorial, señala: «Amy tiene casi doce años, y en el último año hemos visto una gran mejoría en cuanto a la variedad de alimentos que come».

Muchos niños con EPE toman alimentos de diferentes texturas. Si tu hijo está en este caso (toma, por ejemplo, yogur, *pretzels* y sandía, en vez de tomar sólo purés), es menos probable que tenga problemas motores sensitivos u orales. Dicho esto, al igual que los adultos, cada niño tiene sus propias preferencias sensoriales. Al principio todos los alimentos son nuevos, y algunos terminan legítimamente rechazados por una u otra razón. No necesariamente sabrás cuáles son los de tu hijo, y es posible que durante un tiempo no lo sepas. (Como adultas, nosotras –Katja y Jenny– querríamos que nos gustaran las aceitunas, ¡pero no lo hemos conseguido!).

Entre algunos ejemplos de preferencias sensoriales se encuentran:

◆ **Gusto y olfato**
  Le gustan sólo los sabores insípidos o los fuertes.
  Prefiere unos pocos sabores, siempre los mismos.
  Le asquean los olores fuertes.

◆ **Vista**
  No le gustan las luces brillantes.
  Se distrae con los dibujos.
  Sólo come alimentos de ciertos envases o marcas.

◆ **Tacto**
  Quiere tener las manos siempre bien limpias, o bien no se da cuenta de que tiene comida en la cara o en las manos.
  No le gustan los alimentos triturados, o bien prefiere texturas crujientes.
  Durante las comidas se distrae columpiando los pies.
  Prefiere la comida a determinada temperatura.

◆ **Oído**
  Reacciona frente al ruido más que sus compañeros.
  Prefiere música o un ruido de fondo constante.
  Manifiesta gran estrés tras un ruido inesperado.

A fin de responder a las preferencias sensoriales de tu hijo, tendrás que optar por diferentes opciones; así, por ejemplo, es posible que tengas que evitar los restaurantes ruidosos y abarrotados, asegurarte de que la silla del niño tenga un reposapiés estable, o bien añadir a la comida alimentos crujientes *(véase* el capítulo 7).

Temas de reflexión: Haz una lista con los alimentos que no te gustaban de pequeña y anota el porqué. ¿Ha cambiado esa lista desde entonces? Describe las características de los alimentos que te gustan y de los que no (blandos; gomosos; húmedos; frutas con piel o semillas).

Si bien el trastorno de procesamiento sensorial severo (TPS) se está investigando más y recibe mayor atención, lo cierto es que sigue siendo un tema controvertido para muchos profesionales. A menudo, los problemas sensoriales se dan con otros trastornos, entre ellos el trastorno por déficit de atención y la ansiedad, que deben descartarse como parte de una evaluación exhaustiva. Por otra parte, puede ser complicado en un progreso sensorial establecer la línea entre una variante normal y un trastorno. Muchos niños pierden sus sensibilidades, y a los padres también les preocupan las etiquetas. En este momento, sin una adecuada investigación de calidad para guiar las decisiones acerca de los tratamientos del TPS, confía en tu instinto para determinar si realizar o no terapias sensoriales, terapias para abordar problemas de conducta o de ansiedad o una combinación de ambas.

Problemas de procesamiento sensorial y señales de hambre y saciedad

Algunos profesionales dicen que los niños con TPS o problemas sensoriales no pueden sentir las señales de hambre y saciedad (como la dilatación del estómago). Creemos que esto es un gran paso. Es más, diríamos que aprender a sintonizar esas señales es una habilidad; y mientras que algunos niños tienen una menor conciencia de las señales del apetito, lo que significa que puede ser más difícil sintonizar esas sensaciones, la gran mayoría de los niños, incluso aquéllos con problemas gastrointestinales o sensoriales, pueden aprender a comer una cantidad adecuada en función de las señales de hambre, saciedad y apetito. Esto se conoce como *autorregulación*, y es algo que se puede lograr con la alimentación de apoyo que se describe en este libro. De hecho, si un niño tiene menos capacidad para sentir esas señales, es todavía más importante mantener al mínimo el ruido de fondo (ansiedad, presión, miedo o estrés) para que pueda sintonizarlas.

Regular la ingesta es bastante más complejo que tan sólo detectar lo que recibe el estómago: comprende ciclos complejos de retroalimentación hormonal, niveles de azúcar en sangre, regulación de calorías, etc. (Sanger, Hellstrom y Naslund, 2010). Para la mayoría de los niños que hemos visto con problemas sensoriales y una aparente falta de apetito, la parte sensorial *no* es el problema principal. Entre los retos más frecuentes están una ansiedad extrema, la presión o conflictos en torno a la alimentación, el «picoteo continuo» o la distracción. Y casi siempre, *con oportunidad y apoyo*, el apetito y las habilidades para comer bien mejoran.

La búsqueda sensorial demanda más estímulos

La búsqueda sensorial es un subconjunto de problemas de procesamiento sensorial. Los niños buscadores parecen ser menos conscientes de la información sensorial que reciben: son hiposensitivos más que hipersensitivos. Pueden morderse la lengua o los dedos a menudo, o babear y comer con la boca abierta. Algunos de estos buscadores sensoriales parecen completamente ajenos al gusto, pueden tomar cosas repugnantes como gominolas con sabor a mofeta). Es más común que busquen sensaciones por medio de alimentos crujientes, amargos o picantes, temperaturas extremas o bebidas carbónicas. Dejando de lado la comida, es posible que les guste ensuciarse, dar abrazos muy fuertes o chocar con sus bicicletas repetidamente. Agregar a un sándwich trocitos crujientes de *pretzel*, o bien canela a un puré de manzana helado proporciona el estímulo que estos niños buscan, lo cual puede ayudarles a mantener la atención en las comidas. (Más ideas en el capítulo 8)

Para complicar aún más las cosas, vemos niños con comportamientos de búsqueda *y* rechazo: evitan por ejemplo las texturas diferentes variadas, pero ansían los sabores intensos; o bien retroceden ante los ruidos fuertes pero a la vez buscan estímulos físicos intensos.

Genio y temperamento: «¡No quiero! Quiero hacerlo a mi modo»

Muchos de nuestros clientes describen a sus hijos de manera similar: son muy verbales e inteligentes; tienen grandes deseos de resolver las cosas a su tiempo y a su modo; se molestan y frustran con facilidad, y sienten y expresan emociones intensas. Muchos niños con EPE y neurológicamente típicos muestran una naturaleza independiente (resolutiva y sin ánimos de perder), o bien están muy sintonizados con los planes y la presión de los padres, lo que da como resultado un aumento de la ansiedad. Se ha relacionado el rechazo a los alimentos con ciertos rasgos del temperamento, como la timidez, la emotividad y la irritabilidad. Hemos observado, asimismo, que muchos de los hijos de nuestros clientes han tenido problemas con el aprendizaje de usar el baño o con el estreñimiento. Sospechamos que no es una coincidencia, según el dicho, «hay tres cosas que no puedes hacer que haga un niño: comer, defecar y dormir».

Jenny descubrió que cualquier esfuerzo por animar a su hija pequeña a intentar algo acababa en lágrimas y en comer menos, incluso de los alimentos favoritos. Aunque la niña ya no come muchos alimentos que alguna vez sí comió, empezó a tomar de nuevo mantequilla de maíz con pan, después de un año de rechazarla, añadió los tomates y después de una tarde de cocinar con su madre aprendió a disfrutar de todos los colores de los pimientos. Éste es también el caso del niño que quita los zapatos a todo el mundo, aprendió él solo a leer a los cuatro años, y se enfada muchísimo cuando le dicen que está equivocado. ¿Te suena?

Experiencias negativas: «Me da miedo que vuelva a pasar»

La regulación del apetito, el hambre y la ingesta implica la compleja interacción de mensajes desde varios sistemas corporales al cerebro y diferentes maneras de que el proceso pueda salir mal. Si en el pasado actuar sobre el deseo de comer del niño –su apetito– dio como resultado una sensación incómoda o atemorizante, puede suceder que su apetito disminuya. En la alimentación típica de un niño pueden darse experiencias desagradables; es posible que un momento de atragantamiento, por ejemplo, desencadene un miedo tal a asfixiarse que el niño deje de comer y baje de peso rápidamente.

De igual modo, un niño que haya pasado por una alimentación forzada o coercitiva puede desarrollar un miedo extremo que exacerbe los problemas iniciales. Una madre nos describió con lágrimas en los ojos cómo había forzado a su hijo sujetándole la cabeza para conseguir que diera un primer bocado a una comida en una terapia protocolaria estando sentado en su trona. El niño lloraba, la madre lloraba, y a partir de entonces, el niño gritaba cada vez que veía la trona. Todo ello: la trona, la comida y el apetito quedaron vinculados a una experiencia traumática. Entre otras experiencias funestas están la aspiración de alimentos (cuando la comida entra en las vías respiratorias o en los pulmones) y los vómitos. Esas experiencias negativas pueden dar como resultado un niño que siente hambre, pero con un apetito efectivamente desactivado.

> **Temas de reflexión:** Piensa en la última vez que tuviste una gripe estomacal o una intoxicación alimentaria: ¿querías comer? ¿Hubo alimentos que evitaste tras recuperarte? (Esto es un ejemplo de lo que se llama *estímulo aversivo*).

Si tu hijo deja de comer repentinamente o presenta cambios importantes que afecten a la ingesta de alimentos, temores relacionados con ellos o un pensamiento obsesivo-compulsivo, se debería contemplar el diagnóstico (relativamente nuevo) del *trastorno neuropsiquiátrico agudo en la infancia* (PANS, en sus siglas en inglés), si bien es posible que tu médico no haya oído hablar de él. El PANS es una enfermedad que aparece rápidamente y que ocasionalmente está desencadenada por una infección. Ya se tenga en cuenta el PANS o se descarte, cualquier afección médica subyacente, un trastorno alimentario o una experiencia funesta son muy importantes.

La conexión sensomotora

Algunos niños se enfrentan a más de un reto. Williams y sus colegas sugieren que «en los problemas de alimentación infantil es difícil, si no imposible, separar el comportamiento de la biología» (2009, 132). Todo se mezcla entre sí. Los bebés que no se llevan objetos a la boca debido a problemas sensoriales tienen menos probabilidades de desarrollar habilidades motoras orales. Si Jenny tuviera un dólar por cada padre que, buscando un tratamiento para su hijo, le ha dicho que el niño de bebé nunca se había llevado las cosas a la boca ¡ahora sería rica!

Por el contrario, los problemas de motricidad oral pueden conducir a problemas sensoriales. Cuando un niño nace con una debilidad motora oral (por ejemplo, un niño con síndrome de Down y bajo tono muscular), los músculos de las mejillas, los labios y la mandíbula no le funcionan adecuadamente, por lo que las terminaciones nerviosas no se activan adecuadamente. El «circuito motorsensorial», como lo llama Debra Beckman en sus talleres, está efectivamente roto. Los sistemas sensorial y motor van de la mano: si el sistema sensorial no alerta al sistema motor que es hora de masticar, pequeños trozos de comida pueden llegar a la garganta del niño antes de que esté listo para tragar. Es posible que se llene la boca excesivamente buscando un estímulo sensorial, o que sienta arcadas o vomite frecuentemente, lo cual hace que se sienta mal y disminuya su apetito. Si a ello se añade el carácter cauto de un niño, o el deseo de hacerlo a su manera, así como las reacciones y frustraciones de sus padres, es fácil entender lo complicado que es desentrañar los factores causales.

Temas de reflexión: A fin de ilustrar el circuito sensomotor, piensa en la última vez que el dentista te anestesió la boca. ¿Qué pasó cuando intentaste comer, beber o hablar?

Malentendidos y problemas de alimentación

Algunas veces, el niño tiene EPE, pero no problemas motores orales, retrasos en el desarrollo o problemas sensoriales. Es posible que sólo reconozcas la parte temperamental de tu hijo. En tales casos, a menudo, nos encontramos con que una mala interpretación sobre el peso del niño o de un retraso a la hora de aprender a comer solo da lugar a una preocupación o intervención inadecuada. Esto es importante, porque cuando a los padres se les aconseja alimentar de manera inapropiada al niño o se los incita a presionarle, *se puede crear un problema de alimentación donde no existía ninguno, o tan sólo una pequeña incidencia.*

Malinterpretación de la diversidad del desarrollo

Un ejemplo común de preocupación e intervención inapropiadas es el del prematuro que tiene dificultad para comenzar a tomar sólidos a los seis meses. Muchos médicos no cuentan la cantidad de semanas o meses que un niño era prematuro y ajustan las expectativas de alimentación en consecuencia. La práctica estándar para bebés prematuros es ajustar las expectativas de desarrollo hasta que tengan entre dos y dos años y medio, cuando la mayoría se ponga al día con sus compañeros.

Si el pediatra de tu bebé prematuro anterior recomendó comenzar a tomar sólidos a los cuatro o seis meses, es posible que el pequeño haya tenido problemas para mantener la comida en la boca, cada vez más frustrado. Tal vez incluso el médico comenzó a preocuparse y ejercer presión. Una madre fue amonestada por su médico por no haber comenzado a dar Cheerios a sus gemelos de nueve meses (seis meses y medio ajustados), así que lo intentó y terminó con bebés infelices a causa de las náuseas. La preocupación equivocada llevó a recomendaciones inapropiadas, atendiendo a la edad cronológica en lugar de la edad de desarrollo.

Preocupación equivocada por el crecimiento

La preocupación equivocada por el peso lleva a menudo a los médicos a recomendar prácticas de alimentación que provocan problemas o los agravan. Esto suele ocurrir con bebés prematuros o más pequeños que la media. Por ejemplo, un bebé al que cuesta despertar cada media hora para darle de mamar con el fin de incrementar su peso o la producción de leche de la madre, probablemente tendrá dificultades con el desarrollo de su homeostasis, o regulación de su estado, que implica el aprendizaje de sus ritmos corporales de sueño, hambre y saciedad. Esto puede conducir a lo que Irene Chatoor (2009) denomina «trastorno alimentario de la regulación del estado», en el que el bebé es incapaz de integrar y regular efectivamente los ciclos de sueño y hambre.

Después de que les digan «Haced todo lo posible para meterle esos gramos», hay progenitores que inyectan leche materna o de fórmula en la boca del bebé demasiado rápidamente o reintroducen repetidamente un biberón cuando el bebé está con molestias, o sujetan la cabeza del bebé para meterle algunas gotas más. Estos esfuerzos desesperados pueden provocar atragantamientos y experiencias negativas: el bebé aprende que comer es mala cosa. Cuando los bebés luchan con la alimentación temprana, los predispone para ulteriores dificultades.

Confusión entre arcadas y atragantamiento

A veces, por temor a que el bebé se atragante, los padres sólo le administran alimentos blandos o cortados muy finos, que el bebé puede tragar con facilidad hasta mucho después de que esté en condiciones de ingerir alimentos más exigentes; de este modo, el bebé se pierde experiencias sensomotrices que le permitan mejorar su capacidad para tragar. La primera vez que los padres ven que el bebé tiene arcadas, a menudo piensan que 1) se atraganta; 2) no le gusta la comida, o 3) se siente incómodo. Normalmente, el bebé acaba tragando y se dispone a ingerir el siguiente bocado, pero si los padres se alarman, el bebé puede deducir de su actitud que lo que ha ocurrido es algo malo.

Las arcadas, como se explica en el capítulo 1, son una respuesta normal cuando el bebé está aprendiendo a ingerir alimentos más estructurados. El atragantamiento, en cambio, se produce cuando el alimento penetra en la vía respiratoria y el bebé no puede respirar. Las arcadas suelen cesar entre dos y cinco segundos; el niño sigue tosiendo, pero no está angustiado. Cuando se atraganta, no hace ruido, pero cambia de color y parece más angustiado. Todos los padres deberían haber recibido formación en técnicas de reanimación cardiopulmonar para aprender a diferenciar entre las arcadas y el atragantamiento, así como a saber cómo actuar en este último caso.

Cuestiones de diagnóstico

Como estás viendo, los problemas de la alimentación son sumamente complejos y no se reducen fácilmente a una lista de síntomas o diagnósticos claros. Muchos problemas son desviaciones de los estadios de ingestión normales o entran dentro de un espectro de actitudes típica o extremadamente melindrosas ante la comida; no siempre está claro por dónde pasa la línea divisoria. A fin de comprender las implicaciones de un diagnóstico, examinaremos los factores que influyen en éste y en el tratamiento.

Muchas definiciones de ingestión «melindrosa» o «problemática» utilizan listas de síntomas basadas en la variedad de alimentos que ingiere el niño. Esto es problemático, pues la mayoría de los padres dejan de ofrecer un alimento nuevo después de muy pocos intentos. Es comprensible que los padres preocupados por el escaso aumento de peso del bebé sólo le ofrezcan alimentos que éste ingerirá con seguridad o recurran a bebidas con suplementos «para que ingiera algunas calorías». El diagnóstico es complicado, particularmente si los criterios aplicados vienen influidos por el modo en que se ha alimentado al bebé.

Por ejemplo, hay niños que hacen ascos a las gachas de avena. Esta reacción negativa se utiliza comúnmente como criterio de diagnóstico de la aversión sensorial a los alimentos. ¿Se debe esta actitud de repulsión a las propiedades sensoriales de las gachas, como sugiere el diagnóstico, o es posible que la causa sea el temor del bebé a que le presionen para que se ponga las gachas en la boca o cerca de ella, como han hecho durante meses? Ambas hemos recibido llamadas de padres incrédulos que explicaban cómo un niño que antes gritaba nada más ver las gachas ahora se quedaba tranquilo mientras el padre o la madre o la canguro se las comía *justo a su lado*. Este cambio radical se produjo después de tan sólo unos pocos días de decirle al niño que le corresponde decidir a él cuándo y cómo tomar alimentos y que ya no le presionarán más.

Es decisivo entender que cualquier problema médico, sensorial o de comportamiento se produce en el contexto de la relación nutricional. Si se definen los problemas del niño únicamente por criterios médicos o de desarrollo, como implican los diagnósticos que debe hacerse, es fácil fijarse únicamente en ese aspecto. Por ejemplo, si el problema inicial fue un reflujo, entonces la eliminación del reflujo debería resolver el problema, como la sustitución de un carburador defectuoso en un coche viejo que no funciona. Ahora bien, si ha habido meses de dolor, temor y conflicto en torno a la alimentación, por mucho que se repare el carburador, el coche no se pondrá en marcha. (Lo ideal es que el reflujo se descubra y aborde tempranamente y cuentes con ayuda para evitar problemas ulteriores).

Las prestaciones del seguro influyen en el diagnóstico

En Estados Unidos, el diagnóstico determina si el seguro de enfermedad del niño (sea privado o de asistencia pública) pagará la intervención, o si recibirá prestaciones en la escuela y en qué cuantía. Los padres pueden sentir la necesidad de obtener un determinado diagnóstico, y los médicos de formularlo, simplemente para que el niño reciba ayuda. Tal vez esto sea necesario, pero no es lo ideal. Muchas terapias de base sensorial, por ejemplo, no están cubiertas actualmente por el seguro, pues existen pocos diagnósticos y tratamientos estándar aprobados. Padres y terapeutas nos han contado que para muchas compañías de seguros, un diagnóstico médico de «trastorno alimentario» abre la puerta al pago de todas las terapias. Esto incentiva a diagnosticar un trastorno alimentario cuando en realidad se trate de un problema distinto.

Con la proliferación de centros terapéuticos privados y el incremento de los reembolsos de miles de dólares para las terapias de alimentación, también puede verse incentivada la recomendación de prestaciones para niños que tal vez no las necesiten. Algunos centros operan con criterios éticos cuestionables con respecto a la admisión de pacientes y la continuidad de las terapias. Por ejemplo, cuando un niño ha alcanzado todos los objetivos, se añaden nuevos objetivos para que continúe con la terapia; o cuando una ampliación de la capacidad de asumir pacientes ingresados implica un aumento de las terapias recomendadas en régimen de internamiento pese a que un enfoque menos intensivo puede ser suficiente. Conviene sopesar cuidadosamente cualquier recomendación de un tratamiento en régimen de internamiento para un niño médicamente estable. Las estancias hospitalarias trastornan mucho a las familias y pueden traumatizar aún más a los niños. Solicita una segunda opinión y pide hablar con padres que hayan experimentado el programa.

Cada vez más se ofrecen terapias que pensamos que no están justificadas y son potencialmente lesivas para los padres de niños que son típicamente melindrosos con la comida. Cuando alrededor de un tercio de los padres tiene niños que muestran algún grado de problemas con la ingesta de comida, éste es un mercado atractivo para las empresas. En general, si las cosas marchan sobre ruedas con respecto a la alimentación y te sientes a gusto con tu progreso, *no dejes que nadie te convenza de proceder a un diagnóstico o una terapia.*

Trastornos de la alimentación vs. trastornos del comer

Colegas nuestros que trabajan en el ámbito de los trastornos del comer nos explican que niños que han «fracasado» en el tratamiento de la EPE son remitidos cada vez más a centros de trastornos del comer. La mayoría de estos profesionales tienen en común que no han recibido formación ni están familiarizados con la manera en que los niños aprenden a comer ni con los errores que se pueden cometer. Esto es importante, pues la comprensión de la evolución del niño y de su progreso en materia de ingestión de comida es crucial para aplicar un tratamiento adecuado. Por ejemplo, una anorexia iniciada a la edad de nueve años requiere un tratamiento diferente de una aversión a la comida cuyo origen se remonta a la primera infancia.

Los *trastornos del comer* son enfermedades neuropsiquiátricas (de base cerebral) complejas con componentes genéticos y medioambientales, caracterizadas por unos hábitos de comer anómalos y una idea distorsionada de la imagen del cuerpo y que suponen una amenaza para el bienestar y la supervivencia de un niño. Los trastornos del comer se dan en personas de distinto peso corporal, en chicos y chicas y en todos los grupos étnicos y socioeconómicos. Los pasos propuestos en este libro pretenden ayudar a los jóvenes en su lucha con la comida, pero *no* reemplazan el tratamiento de los niños con trastornos del comer.

Entre los síntomas tempranos de los trastornos del comer se incluyen los comentarios sobre el deseo de perder peso o la preferencia por estar delgado (insatisfacción con la imagen corporal); hacer dietas; la preocupación por comer sano o por las calorías, o un ejercicio físico excesivo. Los trastornos anímicos, como la ansiedad y la depresión, también se asocian a trastornos del comer. Los niños con trastornos de la alimentación tienen un mayor riesgo de desarrollar un trastorno del comer por razones que todavía no se comprenden del todo (Kotler *et al.*, 2011). Abordar los problemas con la alimentación puede prevenir su transformación en un trastorno del comer. *Si estás preocupada por la posibilidad de que tu niño o niña tenga un trastorno del comer, habla con el pediatra.* Los trastornos del comer requieren un diagnóstico y tratamiento especializado. Para informarte, visita la página web de la National Eating Disorder Association (www.nationaleatingdisorders.org).

En este capítulo se te pide que tengas en cuenta los retos y experiencias a que se enfrenta tu hijo o hija, de manera que puedas comprender cómo sus intentos de evitar determinados alimentos y determinadas situaciones pueden ayudarle a sentirse a gusto, seguro y teniendo el control. Si el pequeño ha tenido experiencias negativas, dolorosas o forzadas con el hecho de comer, su comportamiento «anómalo» es una adaptación que le protege de nuevas molestias. El capítulo siguiente trata de cómo tus respuestas a los retos del niño pueden agravar sus dificultades y ofrece consejos prácticos para cambiar para mejor tu propio comportamiento y tus modelos de interacción con tu hijo o hija.

CAPÍTULO 3

Entender cuál es tu papel

E s posible que hayas oído que «el 90 por 100 de los desafíos de alimentación son sensoriales» o que «todo depende de cómo da de comer mamá» o que «es puramente conductual». Pero rara vez es tan simple. Hasta ahora, hemos explorado los retos de la alimentación y los factores que contribuyen a los problemas de alimentación, así como que centrarse en un aspecto de la situación alimentaria de tu hijo significa que puedes pasar por alto maneras de ayudarle. Si bien tienes un control limitado o nulo sobre algunos de los retos de tu hijo, sí tienes control sobre tu papel en la relación con la alimentación. Tu papel incluye cómo y cuándo ofreces comida; el ambiente que creas y las expectativas que tienes; las palabras que le dices a tu hijo; y qué tipo de terapia buscas, si es que buscas alguna. Sean cuales sean los retos de tu hijo, la forma en que reaccionas es crucial, y es algo que, si es necesario, puedes cambiar.

Este capítulo explorará cómo una reacción originada, por un lado, por las preocupaciones ante los retos iniciales de alimentación y, por otro, por la falta de apoyo se combinan para influir en cómo come un niño. Presionar a los niños para que coman provoca ansiedad o luchas de poder, y casi siempre resulta contraproducente. Entendemos que éste puede ser un capítulo difícil de sobrellevar. Es difícil para los padres pensar que lo que han hecho puede haber contribuido al problema, pero hay que recordar que una señal de buena crianza es pedir y encontrar ayuda. Según nuestra experiencia, los padres saben cuándo las cosas no funcionan y aprecian que se les enseñe a reconocer y cambiar las prácticas contraproducentes. ¡No te rindas!

Comprender el ciclo de preocupación de la alimentación

El *ciclo de preocupación* (*véase* figura 3.1) es una manera para los padres y los cuidadores infantiles de visualizar las dinámicas que entran en juego en una relación de alimentación que no ha funcionado bien. Cuando están atrapados en este ciclo, nuestros clientes describen que se sienten como si estuvieran en un «agujero negro» o que están «en las últimas». En los últimos dos capítulos, hemos abarcado los desafíos de alimentación que pueden comenzar el ciclo. Aquí exploraremos de qué se preocupan los padres y cómo las reacciones originadas por el miedo a los retos iniciales del niño provocan la resistencia del niño.

La mayoría de los padres de niños con trastorno de alimentación selectiva extrema (EPE) se preocupan por el crecimiento y la nutrición. Si bien algunos de estos temores están fundados, otros pueden ser *percibidos* como retos y no lo son, o sólo existen algunos, relativamente menores. Considera este ejemplo. Después de un curso, una madre de un niño de doce meses dijo: «Le doy *nuggets* de pollo cada noche porque sé que le encantan y necesita más proteínas». Después de una breve conversación, quedaba claro que le aseguraba más que suficientes fuentes de proteínas incluso sin comer los *nuggets*. Dos cosas estaban sucediendo: 1) Mamá estaba sobreestimando sus necesidades de proteínas, y 2) le limitaba las oportunidades de aprender a comer otras fuentes de proteínas. Su hijo no era excepcionalmente selectivo y no tenía ningún retraso ni ninguna necesidad especial. Debido a una preocupación infundada sobre la nutrición (proteínas), mamá sólo le servía sus alimentos favoritos, aumentando las probabilidades de que rechazara otras fuentes de proteínas y exigiera *nuggets* de pollo.

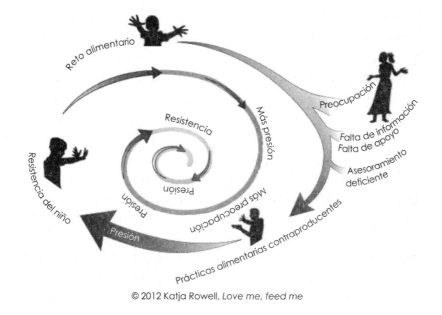

© 2012 Katja Rowell, *Love me, feed me*

Figura 3.1. El ciclo de preocupación.

Temas de reflexión: ¿Ya has comenzado ese diario? ¿Qué preocupaciones, aparte de la nutrición, te rondan por la cabeza? Las páginas siguientes pueden despertar cierto reconocimiento de las preocupaciones que impulsan el ciclo de preocupación.

En realidad, la nutrición rara vez es un asunto urgente. Todos conocemos adultos que comen sin seguir, ni por asomo, recomendaciones dietéticas y que están sanos y son felices. En los países desarrollados, las deficiencias reales de la mayoría de los nutrientes son relativamente raras, gracias a los alimentos fortificados y enriquecidos. En cambio, forzar a tu hijo para que coma alimentos «nutritivos» puede conducir a luchas de poder; a una predisposición a una nutrición más deficiente ahora *y* en el futuro. Como escribió Skye van Zetten, mamá de un niño con EPE, en su blog *Mealtime Hostage:* «Tratar de hacer que mi hijo comiera ciertos alimentos y que ganara peso provocó que no comiera nada en absoluto».

Sería maravilloso si todos los niños devoraran la col rizada y los arándanos, el pescado y los aguacates (y si todos los padres tuvieran acceso y pudieran pagar esos alimentos), pero en la vida real, las cosas son un poco más... interesantes. No es que la nutrición no sea importante, pero incluir los alimentos «seguros» de tu hijo (aunque sean menos nutritivos) te ayudará a alcanzar tu objetivo de mejorar la variedad y la nutrición con el tiempo (más sobre el apoyo a la nutrición en el capítulo 7). Variedad, en lugar de evitar, es la clave para una buena nutrición, por lo que aspiramos al desarrollo a largo plazo de las mejores habilidades posibles de aceptación de alimentos. (Recuerda que la variedad difiere de una persona a otra, y que incluso los adultos que son relativamente selectivos suelen satisfacer sus necesidades nutricionales).

Nuestro objetivo en esta sección es tranquilizarte con respecto a algunas de las preocupaciones nutricionales más comunes, como el exceso de algunos alimentos, la escasez de otros y las alergias a los alimentos. Hydee Becker, una dietista pediátrica con más de quince años de experiencia (que incluye un dispensario de alimentación en un hospital), ha contribuido con sus ideas en esta sección.

Preocuparse por las deficiencias

Si te preocupa la nutrición de tu hijo, en particular las deficiencias percibidas, considera la posibilidad de obtener un análisis detallado de la ingesta. En teoría, esto implica controlar lo que sirves, así como cuándo y cuánto come tu hijo durante siete días, incluidos los dos días del fin de semana. Un dietista puede usar este registro para analizar la ingesta de macronutrientes que proporcionan calorías (grasa, carbohidratos y proteínas) y micronutrientes (vitaminas y minerales) a tu hijo. (Consulta en www.newharbinger.com/31106, en Recursos, para tener instrucciones sobre el análisis de la ingesta y una plantilla). Puedes enterarte de que a tu hijo le está yendo mejor de lo que crees; si no es así, tendrás la información que necesitas para abordar cualquier carencia.

¿Deficiencia de proteínas?

La proteína es el macronutriente más común sobre el que los padres se preocupan. «¡Tiene que tomar proteínas en el desayuno!» es un estribillo común. La dietista pediátrica Hydee Becker dice que los niveles de proteínas «casi nunca» están bajos, incluso para los niños con EPE. Los padres frecuentemente sobreestiman la cantidad de proteínas que necesitan los niños. Por ejemplo, un niño en edad preescolar de unos 17 kilos satisface sus necesidades diarias de proteínas con una taza de leche de vaca o de soja, dos cucharadas de mantequilla de cacahuete y dos rebanadas de pan (o bien, un yogur griego de 150 gramos y cuatro *nuggets* de pollo).

¿Deficiencia de verduras y hortalizas?

Con frecuencia, los padres quieren que sus hijos coman más verduras. Un suplemento multivitamínico y mineral de calidad proporciona los micronutrientes necesarios mientras esperas a que la alimentación de tu hijo mejore. La fruta tienen muchos nutrientes similares a las verduras, así como fibra (a menudo en un nivel bajo en los niños con EPE), lo que ayuda a las deposiciones. Si a tu hijo le gustan algunas frutas, sírvelas a menudo y diversifica primero las frutas. Además, si piensas en frutas y verduras como un solo grupo, es posible que descubras que a tu hijo le está yendo mejor de lo que creías.

El estreñimiento crónico, a menudo, intensifica la preocupación por la ingesta de frutas y verduras. La baja ingesta de fibra y líquidos contribuye al estreñimiento crónico, pero únicamente el aumento de fibra y líquidos rara vez resuelve el problema. Cuando se da un estreñimiento significativo durante semanas o meses, el colon se estira y tarda hasta seis meses en volver a su forma y función adecuadas. El estreñimiento crónico puede provocar disminución del apetito, calambres abdominales e incluso vómitos, sin mencionar el dolor durante las evacuaciones intestinales, lo que provoca un reflejo natural de retención de las deposiciones. Con el tiempo, es difícil para un niño que padece estreñimiento reconocer lo que su cuerpo le está diciendo (¿te suena de algo?). Los padres pueden animar diciéndole «deja que salga, te sentirás mejor», pero el niño es incapaz de hacerlo.

Agregar probióticos (bacterias beneficiosas) por medio de alimentos, bebidas o suplementos puede ayudar a estimular un intestino sano, y mal no le hará, siempre que no haya que librar batallas para que se los tome. Mientras concentras tus esfuerzos en optimizar la ingesta de líquidos, frutas y verduras sin presión (el tema del capítulo 7), un suplemento de fibra o una intervención como MiraLAX[1] (indetectable cuando se disuelve en líquidos) puede ayudar a tu hijo a tener evacuaciones diarias, suaves y sin dolor. Lo que sucede a menudo es que los padres dejan de dar ablandadores de heces o los laxantes demasiado pronto. Coméntale al médico todos los pormenores de este tema, pero ten en cuenta que pueden pasar algunos meses antes de que tu hijo aprenda a responder a las señales de su cuerpo.

¿Deficiencia de calcio?

El calcio, importante para la resistencia ósea, se obtiene principalmente a través de productos lácteos. Si a tu hijo no le gustan los productos lácteos o es alérgico a las proteínas lácteas, sus necesidades de calcio se pueden satisfacer a través de la leche de soja fortificada con calcio. Si los productos lácteos y los alimentos de soja no son una parte regular de la dieta de tu hijo, busca otros alimentos fortificados con calcio, como el jugo de naranja. Pregúntale al médico o dietista de tu hijo sobre los alimentos o suplementos ricos en calcio mientras tu hijo desarrolla sus habilidades de aceptación de alimentos. Un multivitamínico debería ayudar a reforzar la vitamina D (que ayuda a la absorción de calcio), especialmente en climas del norte donde hay menos luz solar para estimular la producción de vitamina D del cuerpo.

¿Y qué pasa con el hierro?

El hierro no está en el radar de la mayoría de los padres, pero para los niños con EPE puede ser difícil obtener la cantidad suficiente. El bajo contenido en hierro puede provocar falta de apetito y retraso en el de-

---

1. Laxante que aumenta la cantidad de agua en el tracto intestinal para estimular el movimiento intestinal. *(N. de la T.)*

sarrollo, y también puede provocar cambios en el comportamiento y el desarrollo neurológico y alteraciones del sueño. Una simple punción digital para detectar la carencia de hierro es la única prueba de sangre que recomendamos a todos los niños con este síndrome. Si su nivel de hierro es bajo, tu hijo puede necesitar más trabajo de laboratorio y suplementos. Pídele a tu médico la dosis, la preparación y el seguimiento. Si los niveles de hierro permanecen bajos con una suplementación adecuada, puede indicar un problema subyacente, como la intolerancia a los alimentos.

Se realizarán otras pruebas si a tu médico o dietista les parecen oportunas. En raras ocasiones, la malnutrición aguda o las deficiencias de nutrientes (como el hierro y el zinc) pueden por sí mismas disminuir el apetito, un círculo vicioso. Si tienes alguna preocupación, más vale prevenir que lamentar.

Preocuparse por el exceso

Creemos que preocuparse por alimentos o nutrientes específicamente «malos» puede causar más daño que los alimentos en sí mismos. Aquí abordamos el azúcar y la sal; las investigaciones, en ambos casos, son contradictorias, y observarás que algunos «hechos» y recomendaciones ampliamente aceptados no están tan claros.

Azúcar

Actualmente, se considera al azúcar el macronutriente responsable de los problemas de salud y nutrición de la sociedad, al igual que antes era la grasa. Si bien hay evidencias de que la ingesta desequilibrada de carbohidratos refinados, incluido el azúcar (a menudo añadido a los alimentos procesados para reemplazar la grasa), puede contribuir a desarrollar problemas de salud crónicos, culpar o demonizar a un macronutriente o alimento no es compatible con una buena alimentación o nutrición.

No creemos que el azúcar sea «tóxico» o «adictivo» *per se*, y una revisión de la investigación llegó a la conclusión de que «los trabajos publicados no respaldan la hipótesis de que la sacarosa pueda ser físicamente adictiva o que la adicción al azúcar desempeñe un papel en los trastornos de la alimentación» (Benton, 2010). Con frecuencia, también se culpa al azúcar de provocar el mal comportamiento. Si bien los estudios no han demostrado que el azúcar cause hiperactividad o problemas de conducta, si un niño sólo come azúcar o carbohidratos refinados, el pico de azúcar en la sangre y el *consiguiente bajón* pueden contribuir a un mal comportamiento. Asimismo, dar fe a la *creencia* de que el azúcar hace que los niños se porten mal puede conllevar a su propio cumplimiento. Piensa en la cantidad de veces que a un niño se le dice que el azúcar le vuelve hiperactivo, o le dan una «golosina» en la escuela con el estómago vacío, todo en un marco de gran exaltación con muchas advertencias acerca de no perder el control con *todo ese azúcar...*

Es aceptado casi universalmente que a los niños les gustan los sabores dulces. La leche materna es naturalmente dulce y, en términos evolutivos, el sabor dulce ayuda a los seres humanos a identificar alimentos de alto contenido energético, mientras que el sabor amargo puede indicar toxinas. Un estudio realizado por Coldwell, Oswald y Reed en 2010 mostró que los niños pueden superar su preferencia por sabores notablemente más dulces durante la adolescencia, período en el que dejan de crecer. Esto sugiere que el impulso biológico para el crecimiento es parte de la razón de la preferencia de los niños por los alimentos y que los niños dejan atrás su gusto por los alimentos superdulces.

Si te preocupa el consumo de azúcar, éstos son algunos consejos:

- Cuando ofrezcas alimentos con un alto contenido de azúcar, ofrece también proteínas, grasas y una fuente de fibra. Sirve un vaso de leche o una bebida de soja, o sírvelo con galletas integrales, queso o fruta y mantequilla de cacahuete.
- Piensa en dulces o golosinas que contengan grasas y proteínas: barras Snickers, por ejemplo, con nueces y chocolate; o M&M de cacahuete; o galletas con mantequilla y harina de pasta de trigo integral o avena.
- Recuerda que un poco de dulzor puede *ayudar* a los niños a diversificarse *(véase* el capítulo 8).

Si estás preocupado acerca de si tu hijo consume suficientes calorías, trata de calmar su ansiedad en torno a las comidas o aumenta la variedad de su dieta, dejando de lado por el momento las preocupaciones sobre el azúcar. Ejercer presión o incluso evitar la fruta por miedo al azúcar significa que la variedad y la nutrición se ven afectadas y que la ansiedad aumentará. Como dice la dietista pediátrica Hydee Becker sobre los azúcares: «El beneficio de las calorías adicionales para el crecimiento compensa el azúcar añadido». También te animamos a olvidarte de los temores con respecto al jarabe de maíz, con un alto contenido de fructosa, que es casi idéntico en composición al azúcar de mesa.

Sal

No te preocupes por la sal, a menos que tu hijo padezca una afección donde la sal sea importante, como una enfermedad renal o cardíaca. Los alimentos procesados tienden a ser ricos en sal, pero incluso eso no nos preocupa. Además, cuando dejes de intentar limitar la sal, es posible que tu hijo se interese menos por ella. No hay ningún estudio que respalde el hecho de limitar la sal en niños sanos, e incluso es controvertido en personas adultas. Disfruta del consuelo de que ésta es una batalla que no tienes que luchar.

Preocuparse por las alergias o las sensibilidades

Los padres que se enfrentan a varios diagnósticos o retos de desarrollo encontrarán «remedios» en Internet que consistirán en dietas especializadas o altamente restrictivas (desconfía de profesionales y empresas poco escrupulosos que se aprovechan del miedo para vender suplementos costosos o de cuestionable utilidad). Muchos padres, sobrepasados, ya no pueden asumir una dieta más, y las dietas de eliminación ni son fáciles ni se deben tomar a la ligera.

Algunos niños son sensibles a las proteínas del gluten (que se encuentran en el trigo, el centeno, la cebada y, a veces, la avena) y esto causa estreñimiento, diarrea, malestar abdominal o poca absorción de nutrientes. Otros niños sólo son sensibles al trigo. La enfermedad celíaca, una enfermedad autoinmune que tiende a ser hereditaria, exige la eliminación total del gluten.

Muchos padres creen que la eliminación de uno o más alimentos o grupos de alimentos (carne, gluten, productos lácteos, etc.) es la respuesta a diversos problemas de salud. Sin embargo, en ausencia de una verdadera alergia o sensibilidad, aplicar estas restricciones puede representar una sobrecarga enorme para las familias sin un beneficio claro. Si estás pensando en eliminar grupos de alimentos de la dieta de tu hijo, es *fundamental* trabajar con un gastroenterólogo, alergólogo o dietista especializado en sensibilidades alimentarias. Habla con tu médico sobre la existencia de una posible sensibilidad a los alimentos, alergias reales u otras afecciones médicas, como la enfermedad celíaca.

Mientras que muchos padres estarían encantados si sus hijos comieran Cheetos, otros sólo pondrían en la mesa alimentos integrales, o evitarían estrictamente los colorantes alimentarios o los aditivos. Algunos padres descubren que sus hijos son sensibles a ciertos colorantes alimentarios, y las investigaciones (en su mayoría, pequeños estudios sobre niños con trastorno por déficit de atención) sugieren que, frecuentemente, algunos niños reaccionan a ciertos colorantes cuando éstos están concentrados en dosis relativamente altas. Las marcas más importantes de alimentos están escuchando a los consumidores y ofrecen más opciones sin colorantes artificiales, edulcorantes y conservantes. Las cooperativas locales y las tiendas tipo Whole Foods y Trader Joe[2] han prohibido estos aditivos, y otras grandes cadenas de supermercados están siguiendo su ejemplo. Si a tu hijo le va mejor sin colorantes artificiales o conservantes y evitarlos no entorpece su alimentación, sigue adelante y elimínalos; pero si no nota la diferencia, puede que no valga la pena el esfuerzo adicional y el conflicto.

Recuerda que la *ansiedad* acerca de los aditivos puede ser tóxica. Una madre de un niño en edad preescolar con graves ansiedades alimentarias compartió cómo cruzó corriendo la cocina y le arrebató una galleta de la mano a su pequeño porque contenía harina procesada y aceite. Al repasar lo sucedido, se pregunta si este incidente, y otros similares, contribuyeron al miedo de su hijo a la comida.

Comités de investigación y análisis de Cochrane (equipos imparciales de investigación expertos en cuestiones clínicas específicas) fueron inca-

---

2. Supermercados estadounidenses especializados en alimentos orgánicos. *(N. de la T.)*

paces de encontrar evidencias rigurosas de que las dietas de eliminación (o regímenes de suplementación) marcaran una diferencia de forma reproducible en los niños con autismo (Millward *et al.*, 2008). Es necesaria una investigación más exhaustiva y bien concebida, pero recuerda que tu hijo es tu mejor evidencia. Aunque algunas familias que siguen dietas de eliminación observan una mejora, otras muchas no ven ningún cambio. El capítulo 8 aborda brevemente las dietas de eliminación.

Aplaza las preocupaciones por el momento

Las preocupaciones sobre nutrición llevan a luchas de poder y las tácticas de presión impiden el progreso. Especialmente en nutrición, *lo perfecto es enemigo de lo bueno*. Skye van Zetten (2013), la bloguera de *Mealtime Hostage*, aconseja: «Ignora la retórica constante sobre cuántas raciones debes comer de algo y cuánta grasa, azúcar, sal y, bueno…, la comida es mala para ti». En serio, desconecta de todo. Claro que me encantaría ver a mi hijo comiendo una dieta equilibrada de los cuatro grupos de alimentos, pero todavía no está en ese nivel de capacidad para comer. En este momento, TJ está experimentando con alimentos que tienen buen sabor, una gran mejora con respecto al niño que estaba demasiado ansioso por unirse a nosotros en la mesa hace un año».

En este libro, no recomendamos qué servir (o no) en la mesa, sólo ofrecemos sugerencias acerca de la variedad, planificación del menú y desarrollo de habilidades, partiendo de la premisa de que *ningún alimento debe ser prohibido a un niño con EPE a menos que esté médicamente indicado*. La nutrición es importante, pero este libro trata sobre *cómo* alimentar. *Lo* que sirves en la mesa siempre depende de ti, y hay innumerables consideraciones religiosas, culturales, de tiempo y financieras, además de las preferencias y los alimentos de tu familia que tu hijo comerá. Rechazamos avergonzar o etiquetar los alimentos como «buenos» o «malos» en general, sabiendo que los padres que desean alimentar con alimentos «correctos» se sienten terriblemente culpables cuando sus hijos comen lo que otros llaman comida basura. Trabajar en cómo alimentas y cómo se siente tu hijo acerca de los alimentos conducirá a la larga a una mejor nutrición y salud, mientras que ejercer presión para alcanzar los objetivos de nutrición, generalmente es contraproducente.

¿Por qué te preocupas tanto?
Vender miedo y malos consejos

Queremos dar a nuestros hijos lo mejor y, con frecuencia, nos sentimos culpables cuando eso parece no funcionar. La «culpabilidad de mamá o papá» es un fenómeno que los especialistas en márquetin ayudan a crear y promover. Las empresas utilizan con éxito el miedo y la culpa para vender a las mamás biberones especiales o alimentos para bebés, aplicaciones para rastrear la ingesta de los hijos, carísimos artículos ecológicos, suplementos y bolsitas orgánicas. ¿Por qué no?

Una madre preocupada se acercó a Katja después de leer en Internet que la proteína de su lasaña de carne podría dañar los riñones de su pequeño. Cuando un niño está sano, esto es imposible, pero cada preocupación, pregunta o duda es confirmada y amplificada en nuestra era de información inmediata y constante y socava la alimentación saludable. Ésta es una de las muchas diferencias en la crianza de los hijos hoy en día en comparación con las generaciones anteriores. Tus padres y abuelos no leyeron nada sobre el DHA (ácido docosahexaenoico) y el desarrollo cerebral, ni se preocuparon por los antioxidantes, ni eran bombardeados constantemente con historias en los medios de comunicación sobre nutrición y obesidad como los padres lo son actualmente.

Los padres de hoy en día también están criando a niños en una realidad económica diferente a la de una o dos generaciones atrás. Según el USDA,[3] en el momento de escribir este libro, uno de cada cinco niños vive en un hogar en situación de inseguridad alimentaria (lo que significa que tienen un acceso limitado a los alimentos necesarios). Si te cuesta conseguir comida suficiente o te preocupa gastar dinero en alimentos que probablemente tu hijo no coma, abordaremos esto en capítulos posteriores. Reconocemos la carga adicional que representan las preocupaciones financieras y el asegurar la asistencia alimentaria para las familias que batallan en temas de alimentación.

---

3. Departamento de Agricultura de Estados Unidos. (*N. de la T.*)

A medida que avanzamos por este ciclo de preocupaciones, nos encontramos con padres ansiosos, con poco apoyo y con un montón de malos consejos, ya se trate de la tía que te dice que empieces a dar de comer sólidos a tu hijo de tres días o del primo que te aconseja que dejes «pasar hambre» a tu niña «consentida». Los libros y otras fuentes, en potencia, fiables también ofrecen recomendaciones deficientes. Mira el ejemplo de esa web de alimentación infantil de un conocido sistema hospitalario de Estados Unidos que recomienda alimentar *sólo* con cuchara, ya que el niño «debe» aprender a comer de la cuchara. No sólo no hay ninguna evidencia que respalde esta afirmación, sino que además ¿qué sucede si no quiere la cuchara? Este consejo establece luchas de poder.

Lo que más trastoca es cuando los doctores, las personas a quienes los padres acuden en busca de ayuda, dan algunos de los peores consejos. Los padres a menudo preguntan: «¿Por qué nuestro pediatra no sabe esto?». Los médicos no pueden saber lo que no saben. Su formación es amplia, pero en el caso de la mayoría no incluye siquiera información básica sobre alimentación, crecimiento y nutrición. No está nada claro por qué a algo que los médicos tratan a diario –uno de cada tres padres pide ayuda al pediatra para los problemas de alimentación de su hijo– se le da (si es que se le da) tan poca consideración en la formación médica. Jenny presionó para poder dar una hora de formación sobre alimentación a los residentes pediátricos del hospital infantil local, ¡pero eso es todo lo que consiguió! Incluso algunos terapeutas de alimentación dan consejos que no son nada útiles. En general, si lo que te piden que hagas genera mayor conflicto, ansiedad o da lugar a que el niño tenga náuseas y no es compatible con las comidas familiares o la rutina, es un mal consejo.

Los padres también nos dicen que los profesionales, además de dar malos consejos, con frecuencia no tienen en cuenta sus preocupaciones. Cuando un tercer hijo es muy diferente de los dos primeros y no progresa comiendo, que a uno le digan «con el tiempo se le pasará» o «deje de preocuparse; hágale la comida que le gusta» resulta de todo menos útil. Dado que las antiguas definiciones de problemas de alimentación se fundamentaban en la pérdida de peso, a los padres se les decía que no se preocuparan mientras el niño siguiera creciendo. El hijo adolescente de un padre lo único que comió durante seis años fueron quesadillas de queso, sólo eso. Cada año, como el muchacho seguía la curva de crecimiento normal, a las preocupaciones y solicitudes de ayuda del padre no se les hizo ningún caso. Ser consciente de que el pediatra de tu hijo no sabía la diferencia entre un trastorno de alimentación selectiva normal y otras preocupaciones más complejas hace que se pueda llegar a entender, que no perdonar, el mal asesoramiento y la falta de orientación.

Muchos niños superan el trastorno de alimentación selectiva, pero los médicos necesitan saber más para que, en primer lugar, su ignorancia no resulte *perjudicial* para los niños, y en segundo lugar, para ayudar a los padres a ayudar a sus hijos. Por ahora, tienes que ser consciente de que muchos médicos *no* saben lo suficiente, por lo que puedes protegerte y proteger a tu hijo de los malos consejos. También debes saber que no pasa nada si buscas un nuevo médico o terapeuta si el tuyo no está bien informado o no está dispuesto a aprender.

Tácticas de presión y alimentación contraproducentes

Nuestra siguiente parada en el ciclo de preocupación es una de las más importantes: identificar tácticas de alimentación contraproducentes, incluida la presión. Estas dos preguntas clave pueden ayudarte a saber si lo que estás haciendo es presión:

1. ¿Por qué lo haces? Si la respuesta es para *conseguir* que tu hijo coma más (Satter, 2014) o para que pruebe un alimento (o chuparlo, u olerlo), entonces es probable que se sienta como presión.

2. ¿Cómo reacciona tu hijo? Si tu hijo se calla, protesta, se aleja, lloriquea, negocia, se pone nervioso, tiene arcadas o vomita, es probable que sea presión, sin importar cuán inocua pueda parecer tu acción (como alabarlo, o pedirle que pique algo).

Forzar o sobornar crea presión, pero ¿te has parado a pensar que tácticas «positivas», como las alabanzas o las tablas con pegatinas, también pueden crear presión? Éstos son ejemplos de mensajes o tácticas de presión en siete categorías básicas.

1. Alabanzas
   «¡Qué gran chico, te comiste todo tu_____!».
   «Me siento tan orgulloso/a de ti por haberte comido_____».
   Pegatinas.
   Aplaudiendo y animando.

2. Vergüenza o culpa
   «Me pediste que hiciera fideos, ahora cómetelos».
   «Todos los demás niños comerán pizza».
   «Si me quisieras, te comerías esto».
   «¡Ya lo comiste antes, estarás bien!».
   «¡Por favor, sé buena chica y toma un bocado, por mamá!».

3. Sobornos
   El niño debe dar dos bocados a alimentos no preferidos antes de ofrecerle alimentos seguros o preferidos.
   El niño debe comer dos bocados para ganarse el postre.
   El niño recibe dinero en efectivo o juguetes por comer un determinado alimento o una cantidad determinada de comida.
   Al niño se le permite un tiempo para jugar a videojuegos o ver la televisión después de cada bocado.

4. Distracción
   Para que el niño coma, se utilizan la televisión, el vídeo o el iPad.
   Los juguetes se usan como distracción (o recompensa).
   Los padres entretienen al niño para que coma.

5. Amenazas o fuerza
   Uso de la restricción.
   Alimentación forzada.

No puede irse de la mesa hasta que coma.

Sostener una cuchara delante del niño hasta que coma.

«Si no comes, papá se va a enfadar».

6. Terapia de presión (aunque tenga carácter juguetón)

El uso de cuencos para escupir (el niño se guarda comida en la boca y luego la escupe).

Al niño se le hace besar la comida.

Al niño se le hace tocar o pintar con la comida cuando no la quiere.

7. Advertencias de nutrición

«Necesitas más_____» (proteínas, vitaminas, etc.).

«¿No quieres ser grande y fuerte?».

«Es bueno para ti».

Algunos de los enfoques anteriores no representan siempre un problema. Escoge un programa escolar que insista a los niños para que den un bocado pequeño de un alimento nuevo cada día, durante diez días. Esto podría introducir con éxito nuevos alimentos si hablamos de un niño tranquilo que come bien en general (aunque creemos que los niños pueden aprender a que les gusten diferentes alimentos sin ese tipo de programas). Pero también podría ser extraordinariamente contraproducente cuando el niño con trastorno de alimentación selectiva vomite frente a sus compañeros de clase.

> **Temas de reflexión:** ¿Te funcionó alguna de las tácticas anteriores? ¿Por cuánto tiempo? Por ejemplo, para que lo hiciera, ¿tuviste que aumentarle la apuesta para sobornarle o recompensarle (más dinero, juguetes más grandes)?

Para el niño más exigente de Jenny, cualquier petición de «probar un bocado pequeño» provocaba inmediatamente el llanto. Aunque las pegatinas le ayudaron a completar las tareas con orgullo y satisfacción, cuando su hermano mayor le sugirió un organigrama para probar alimentos, se asustó. Estamos contentas si el hecho de haber escupido en cuencos o unas pegatinas han ayudado a tu hijo a aprender a disfrutar de una mayor variedad de alimentos, aunque, si ese fuera el caso, probablemente no estarías leyendo este libro.

Los hijos de nuestros clientes tienden a reaccionar negativamente a la presión o al estímulo, y los estudios (incluyendo a Galloway *et al.*, 2006) demuestran que este resultado es el más normal. Sabemos de niños que, furtivamente, cogen nuevos alimentos de la encimera o del plato de otra persona cuando nadie está mirando, y luego se van a otra habitación (¡o a un armario!) para probarlos: *tener a alguien mirando* mientras exploran alimentos nuevos significaba demasiada presión. Por eso, nuestra lista de tácticas de presión mencionada anteriormente es amplia.

Muchos de los ejemplos anteriores de mensajes o tácticas de presión son intentos de los adultos para que los niños cumplan usando la lógica. Los padres estresados pueden preguntarse por qué un niño de siete años que puede explicar cómo funciona un circuito de ordenador no puede o no quiere comprender que necesita calcio para sus huesos. Es tentador tratar de explicar o convencer. Pero el trastorno de alimentación selectiva no es un problema que puedas hablar o racionalizar; ya nos gustaría que fuera así de simple.

Algunas veces, cuando hablar y sobornar falla, los padres recurren, o se les recomienda, a una presión extrema. Si un niño se contiene, llora o vomita debido a una alimentación forzada, o parece molesto o presa del pánico, ésa es una presión extrema que, por lo general, es molesta tanto para el niño como para el padre o la madre que participa o le observa. Hemos visto vídeos de terapia en los que se obligaba a los niños a comer «comida expulsada», que es comida que ha sido ingerida total o parcialmente y luego vomitada. Ésta es una presión extrema. «Guiar suavemente» una cuchara a la boca de un niño lloroso empujando su mandíbula cuando está cerrando la boca con fuerza es una presión extrema. Los enfoques profesionales varían con respecto al uso de elogios, recompensas o refuerzos, pero existe un consenso general entre los profesionales de la alimentación de que forzar o retener a un niño es traumatizante y no es útil.

A veces, incluso lo que parece una presión mínima se siente como extrema. La reacción de tu hijo te avisará. Alicia, de tres años, gritaba histéricamente y a menudo vomitaba cuando se le pedía que besara un *chip* de plátano durante las sesiones con su terapeuta. Para Alicia, besar el *chip* de plátano era una presión extrema.

¿Por qué ejercen presión los padres?, y ¿por qué los hijos se resisten?

Según nuestra experiencia, éstas son las principales razones por las que los padres presionan a sus hijos para que coman:

- Familiares, amigos, cónyuges, médicos o terapeutas les dieron consejos o mensajes tales como: «Haz que se lo coma» o «Tu hijo puede pasar tres semanas sin comer y no pasa nada» (esto lo dijo nada menos que un pediatra; un niño podría *sobrevivir* hasta tres semanas, pero ¿cómo le haría sentir eso?) o «Tiene que comer por lo menos medio kilo al día» o «Ve detrás de él con la comida. Déjale comer todo lo que quiera en cualquier momento».
- «Funciona», al menos a corto plazo, para que dé uno o dos bocados.
- Están asustados (preocupados, ansiosos, aterrorizados; elige).
- Así es como fueron alimentados los propios padres y es como gran parte de los estadounidenses alimenta a los niños.

Los padres tienen una necesidad profundamente arraigada de alimentar. Sin una alternativa obvia, la coerción es una reacción natural ante un niño que se resiste a comer. ¡Después de todo, necesita comer!

Los niños se resisten a la presión que sienten por varias razones, incluyendo un deseo de autonomía corporal o independencia, un desajuste ente el carácter y las tácticas y, en algunos casos, debido a que el conflicto es el patrón familiar seguro. Una vez más, veámoslo desde el punto de vista del niño.

Autonomía corporal: «¡Es mi cuerpo!»

La razón básica por la que los niños se resisten es porque quieren permanecer cómodos y mantener la autonomía corporal y los límites seguros. Por ejemplo, cuando un biberón o una cuchara se introducen por la fuerza en la boca de un bebé, o su cabeza se mantiene en su lugar mientras intentas introducir comida, el niño puede arquear la espalda, girar la cabeza, llorar o golpear la cuchara o el biberón. Los bebés y los niños pequeños pueden tratar de bajar o resistirse a la trona después de la alimentación bajo presión.

Ejercicios: Observa cómo te sientes en estos escenarios esclarecedores de la autonomía corporal.

• *Pídele a alguien que te cepille los dientes. Si tu hijo es lo suficientemente mayor, pídele que lo haga él mismo. ¿Te resististe o vomitaste? ¿Te asustaba que te manosearan?*

• *Haz que un adulto te alimente con los ojos cerrados, y te presente un alimento inesperado con un utensilio inesperado (una cuchara grande de madera o una cucharita).*

• *Haz que un adulto te alimente nuevamente (con los ojos abiertos). Prueba diferentes alimentos, incluido uno que necesite masticación. Haz que el adulto te alimente de manera arbitraria, como por ejemplo un bocado cada tres segundos, incluso si todavía estás masticando, o sólo cada treinta segundos.*

• *Finalmente, trabaja con la persona que te alimenta para conseguir la sincronización y los utensilios de la manera que más te gustan.*

Un niño comunica su necesidad de autonomía por medio de un mal comportamiento en la mesa, rechazando alimentos o eligiendo alimentos que puede comer de forma segura y cómoda.

Independencia: «¡No me puedes obligar!»

Otra razón por la que los niños retroceden es porque *se supone* que deben hacerlo. Piensa en las etapas de desarrollo que atraviesan el bebé, el niño en edad escolar y los preadolescentes y adolescentes. Los niños, en parte, se definen a sí mismos oponiéndose a sus padres. O sea, que si los padres fuerzan al niño a comer brócoli, ésa es una oportunidad para declarar la independencia diciendo que no. Dependiendo de la historia, los problemas y el carácter del niño, algunos niños prefieren no comer antes que perder la batalla, o enfrentarse al miedo o al malestar.

Si bien tu principal preocupación es, probablemente, el trastorno de la alimentación selectiva, también puedes tener un niño con un apetito mayor que la media. El enfoque común para lograr que el niño coma menos, diciendo algo así como «con una chuleta de cerdo ya tienes bastante», te puede enfrentar a un rebelde: «¿Ah, sí? ¡Pues voy a comer tres!». Cuando los padres presionan a los hijos para que coman, chupen o jueguen con un alimento, con un come «dos bocados más» o un come *menos,* la respuesta, probablemente, sea lo contraria de lo que los padres están tratando de lograr.

Con el tiempo, el conflicto gira menos en torno a la comida que a la batalla. Como dijo Eiseth (con EPE), de dieciséis años: «No debería ser "¿Cómo puedo hacer que mi hijo pruebe esto?", sino "¿Cómo puedo ayudar a mi hijo a hacerlo a su propio ritmo?"» (Rowell, 2012). Si los niños tienen que «perder» para probar un nuevo alimento, algunos estarán más interesados en la batalla. Y el conflicto en la mesa puede traspasarse al resto de la relación con tu hijo, y viceversa. En palabras de una madre desconsolada: «Siento como si me odiara».

> **Temas de reflexión:** ¿Cómo han afectado los problemas de alimentación de tu hijo con tu relación con él? ¿Cuánto, del conflicto diario, tiene que ver con qué o cuánto come?

Los niños que han experimentado un trauma, o que están construyendo relaciones y apegos, también pueden buscar el conflicto porque se sienten seguros y predecibles. Si el conflicto es el valor predeterminado para su relación familiar, el asesoramiento familiar puede mejorar esta dinámica.

Sentimientos de incompetencia: «No puedo, entonces, ¿por qué molestarme en intentarlo?»

Los niños en edad escolar por lo general desean agradar y sentirse capaces, pero el niño con EPE no puede y no se siente seguro cuando se trata de comida. La presión y la atención detienen el proceso, y muchos niños retroceden cada vez más resentidos. Como explicaba la doctora y autora Madeline Levine, en un artículo del *New York Times* de 2012, «Una intervención continua e innecesaria hace que tu hijo se sienta mal consigo mismo (si es joven) o enfadado contigo (si es adolescente)». Si no pueden cumplir con las expectativas, ¿por qué molestarse en intentarlo?

El temperamento importa

Coexistiendo con los deseos de autonomía, independencia y competencia propios del desarrollo, el carácter es un factor que a menudo se pasa por alto y determina en gran manera la reacción del niño a las tácticas que se adopten para alimentarlo: no existe una solución única para todos. Un niño de temperamento más tranquilo podría responder a la técnica del bocado único (tras el que puede plantarse con un «No, gracias») con «Tenías razón, ¡sí, me gustan las chirivías!», mientras que la misma regla puede resultar en rabietas o enfurruñamientos con niños muy independientes, obstinados, ansiosos o comedidos. Las reacciones de tu hijo guiarán las decisiones que tomes en lo que respecta a su alimentación.

La paradoja de la presión: incluso si ganas, todo el mundo pierde

Con todo el esfuerzo, la negociación y los sobornos, ¿por qué no mejoran las cosas? Puede parecer que cuanto más luchas, peor va la alimentación, como estar atrapado en arenas movedizas. Cuando los niños aprenden a comer por razones equivocadas, puede haber consecuencias serias e involuntarias. La presión puede darte la victoria a corto plazo, al conseguir uno o dos bocados o sentir que tienes el control, pero será a costa de que tu hijo coma (o no) por razones distintas al hambre, la saciedad o el apetito. Ésta es la paradoja de la presión. Puedes ganar la batalla, pero perder la guerra.

Los niños aprenden a comer por razones equivocadas

Si los niños comen para complacerte, evitar el castigo o conseguir un juguete, eso refuerza la motivación externa y aprenden a comer por razones equivocadas. Con el tiempo, cuando los niños (o adultos) comen sin tener en cuenta las señales internas, como el hambre o el apetito, pueden perder contacto con esas señales. Podemos alimentar a los niños de manera que apoyen y fomenten habilidades innatas de autorregulación, o podemos alimentarlos de manera que entierren esas habilidades. (Decimos «enterrar» y no «eliminar» las habilidades, ya que hemos visto a los niños aprender a sintonizar incluso después de comienzos muy difíciles).

La presión aumenta la ansiedad y disminuye el apetito

La ansiedad, el miedo y el conflicto inhiben el apetito y hacen que los niños no coman ni crezcan tan bien. Muchos estudios reconocen que la ansiedad disminuye el apetito, pero también presiones no tan sutiles, como la mirada atenta y constante a un hijo que no quiere comer o esperar que un hijo mayor anote en un cuaderno los alimentos que va probando.

Cuando sirves la comida ya en su plato, tu hijo puede sentirse molesto y ansioso por la comida que tiene frente a él y preocupado por la negociación: ¿cuántos bocados tienes que comer?, ¿cuánto tiempo puedes ver la televisión o jugar con videojuegos? Aumentan las hormonas del estrés y desaparece el apetito, o cualquier curiosidad en ciernes por la comida. En esos momentos, los niños literalmente no pueden sentir las señales de hambre o saciedad de sus cuerpos porque hay muchas más reacciones que se están produciendo al mismo tiempo. El estrés y el pánico activan la respuesta de lucha o huida, disminuyendo la producción de saliva (haciendo que la comida sea más difícil de tragar y cambiando la percepción del gusto) y la digestión se ralentiza significativamente en el estómago y el intestino, interfiriendo y confundiendo las señales de apetito y hambre.

Muchas mamás se resisten a la idea de que el estrés y la ansiedad disminuyan el apetito, argumentando que ellas mismas comen más cuando están estresadas. Para muchos adultos que han estado a dieta o han experimentado inseguridad alimentaria, las emociones negativas los conducen, generalmente, *a comer más;* éste también es el caso de los niños con una ingesta restringida. En la gran mayoría de los niños con EPE esa restricción no se ha dado, y estamos de acuerdo con el consenso general de que las emociones negativas disminuyen su apetito e ingesta.

Hay que señalar que a algunos niños se les *pueda* enseñar a *comer en exceso* cuando se los alienta. Un ejemplo son los bebés prematuros, que comienzan la vida siendo muy pequeños y cuyos cuidadores invierten mucho esfuerzo para que coman más. Estos niños pueden terminar teniendo un peso mayor en la adolescencia que los bebés nacidos a término (Vasylyeva *et al.,* 2013). Se necesita más investigación, pero los hallazgos hasta ahora concuerdan con nuestras observaciones y las de nuestros colegas que trabajan con graduados de NICU.[4] Parece que algunos niños se resisten a la presión y comen menos, mientras que otros siguen el estímulo y aprenden a comer más de lo que lo harían de otra manera. Aún no comprendemos por qué (el carácter, probablemente, desempeña un papel), pero creemos que tratar de hacer que los niños coman más de lo que quieren los lleva a perder el contacto con las señales internas y fomenta problemas con la regulación del peso en ambos extremos.

La presión hace que a los niños les guste menos la comida

Los padres pueden pensar que están ayudando sobornando con el postre, pero las investigaciones sugieren que esto puede ser contraproducente en dos sentidos importantes: 1) los niños aprenden a valorar y desean el postre aún más; y 2) aprenden a que les gusten menos los otros alimentos (Newman y Taylor, 1992).

---

4. Neonatal Intensive Care Unit. *(N. de la T.)*

Considera esta escena en un bufé. Tres adultos se concentran en hacer que un muchacho coma dos bocados del pollo para tener derecho al postre. Los adultos se sientan frente a él con cara sombría, hablando de lo bueno que es el pollo, sólo dos bocados, puede taparse la nariz, necesita más proteínas, es bueno para él... Nadie habla de otra cosa. El muchacho gime y se detiene.

Después de unos veinte minutos, da un mordisco, lo que ya se considera suficientemente bien, y un adulto va a por el postre. Todo el mundo sonríe, y hay muchos ¡oh! y ¡ah! Cuando aparecen los dónuts, suele ser un momento de fábula: se ha pasado de la miseria total a llevarse a las mil maravillas. ¡Este crío ha aprendido que hay que apechugar con el pollo para obtener las cosas *buenas!*

Los efectos desagradables de la presión pueden darse a largo plazo. Un estudio demostró que a los estudiantes universitarios les disgustaban tremendamente los alimentos que les obligaban a comer cuando eran niños (Batsell *et al.*, 2002). Uno de los padres, describiéndose a sí mismo como un niño selectivo en extremo, ahora come de casi todo, aunque todavía odia la leche porque sus padres le forzaban constantemente a beberla. Cuando los padres exageran, presionan, fuerzan y sobornan a los niños para que consuman ciertos alimentos, los niños pueden pensar: «Esto no debe ser muy bueno si mis padres tienen que esforzarse tanto para lograr que me lo coma».

La presión hace que los niños dependan de ti (o de un aparato) para cada bocado

Algunos padres se encuentran con hijos que *sólo* comen con distracciones como pantallas o juguetes, o con la amenaza de negación de juguetes o cariño. De hecho, muchas terapias conductuales enseñan este enfoque e incluso evitan que los niños se alimenten solos, insistiendo en que los padres controlen cada aspecto de cada bocado. Si bien con este enfoque los padres pueden tener éxito, a corto plazo, para obtener calorías, las familias a menudo terminan con un niño que va a preescolar o a la guardería que no puede comer si el padre, la madre (o el iPad) no están presentes.

Jenny trabajó con una madre cuya hija (sin necesidades especiales identificadas) asistió a un programa de alimentación para pacientes internados seguido de terapia ambulatoria donde mamá tuvo que darle cada bocado con una cuchara. Un año después, la hija comía sólo yogur y ravioles triturados de la cuchara de mamá mientras se distraía con una película, y mamá no tenía ni idea de cómo hacer la transición a una alimentación apropiada para su edad. Muchos niños necesitan apoyo a medida que desarrollan habilidades para comer y pueden tardar más tiempo en alcanzar las metas, pero tratar de acelerar el proceso al confiar en tácticas que crean dependencia va en contra del desarrollo normal. Cuando la salud social y emocional y el desarrollo se sacrifican para lograr nutrición y objetivos de peso, se menoscaba la confianza y el sentido de competencia del niño o la niña, y es más contraproducente que otra cosa.

El señuelo de la modificación del comportamiento

Muchos de vosotros ya habéis intentado recompensas, juguetes, sobornos, pegatinas, vídeos utilizados como refuerzo, reglas como «comer un bocado» o el castigo. La gran experiencia de Jenny con los enfoques de alimentación conductual y su familiaridad con la investigación la llevaron a concluir que la modificación del comportamiento a menudo funciona mejor para tareas más concretas. Un juguete o una pegatina como recompensa puede ayudar a un niño a hacer los deberes, ir al baño o hacer su cama. El habla y la alimentación, sin embargo, son tareas complejas, y el enfoque de recompensa es menos adecuado, por ejemplo, para el desarrollo de un lenguaje funcional que suene natural o para disfrutar de la comida a largo plazo. Las dos hemos escuchado muchas veces decir a los padres: «Los sobornos con los videojuegos funcionan para todo menos para comer». Ninguna recompensa externa puede conseguir que tu hijo con EPE coma y disfrute si no está listo.

> **Temas de reflexión:** Alguien te ofrece 10.000 dólares por comer 250 gramos de tu propio vómito. Realmente quieres el dinero, pero ¿podrías hacerlo?

Cuando un enfoque funciona bien para algunas tareas, es tentador tratar de hacer que funcione para comer. Si reconoces que las recompensas y los sobornos no ayudan, respeta tus observaciones. La reacción de tu hijo es la mejor evidencia de si una estrategia es exitosa.

En este capítulo, te hemos llevado por una ronda del ciclo de preocupación. Probablemente hayas notado que el ciclo se intensifica: más preocupación lleva a un aumento de la presión, tu hijo se resiste con más fuerza en cada vuelta y estás atascado. Es hora de empezar a despegar con la sensación de alivio que proviene de saber que no tienes que hacer que tu hijo coma. Con tu conocimiento básico de lo que es normal y cómo y dónde los niños y los padres pueden desviarse del camino, tienes la capacidad de detener el ciclo y apoyar la alimentación y el crecimiento de tu hijo. El resto de este libro te mostrará cómo hacerlo.

CAPÍTULO 4

Paso 1:
Disminuir la ansiedad,
el estrés y las luchas de poder

Ahora que has conseguido una buena base para pensar en la alimentación, es hora de abordar el paso 1: disminuir la ansiedad, el estrés y las luchas de poder. Incluso si logras que todos se sienten a comer una comida casera «perfecta», el progreso será mínimo hasta que elimines la ansiedad de la mesa. En este capítulo, sugerimos formas de reducir la ansiedad (la tuya y la de tu hijo), que es la clave para ayudar a tu hijo a sentirse bien a la hora de comer, y para ayudarle a comer la cantidad y variedad adecuadas para gozar de una buena salud.

Comprender y abordar su ansiedad

Los patrones de pensamientos, emociones y comportamientos, a lo largo del tiempo, crean vías neuronales en el cerebro. Piensa en las ruedas del carro por un camino de tierra en la época de los pioneros: cuando el camino se transitaba innumerables veces, surcos profundos o socavones se formaban en la tierra. Los carros viajaban con facilidad por los surcos, pero se requería un gran esfuerzo para forjar un nuevo camino, y si una sola rueda se topaba con un surco, todo el carro volvía a caer en los viejos surcos. Si un niño ha experimentado ansiedad en torno a los alimentos, tal vez náuseas al tratar de comer esos dos bocados durante meses o años, esa asociación negativa se refuerza y la náusea se convierte en la respuesta automática a las comidas: el niño está atascado en un socavón. Y si alguna vez aprendiste a hacer algo de manera «incorrecta», como nadar, impulsar un palo de golf o escribir, sabes que desaprender ese patrón es mucho más difícil que aprender a hacerlo de la manera «correcta» desde el principio porque estás luchando contra las vías neuronales establecidas y la memoria muscular.

La analogía de la rueda del carro ayuda a explicar el escenario frustrante en el que un niño se atraganta o se pone nervioso de repente, como si un interruptor fuera arrancado de un tirón. Tomemos como ejemplo el niño que puede charlar sobre fútbol mientras se come algo que no ha probado hace meses. Cuatro bocados y una mirada de miedo aparece, el color desaparece de su cara, e incluso puede vomitar. Los padres piensan: «Sabemos que puedes hacerlo, ¡acabas de hacerlo!». De lo que quizás no se dan cuenta es de que algo (un estímulo, un bol lleno, una sensación en la parte posterior de la lengua) desencadenó la respuesta ansiosa del niño: ¡esas ruedas de carro realmente quieren volver a los ritmos familiares!

Bruce Perry, de Child Trauma Academy, explica que incluso los factores desencadenantes menores pueden conducir a «patrones de respuesta completos (por ejemplo, hiperactividad o disociación)» (Perry *et al.*, 1995, 275). Toma su tiempo que las nuevas experiencias establezcan nuevas vías neuronales. La buena noticia es que los cerebros de los niños son bastante plásticos o cambiantes, y forman nuevas pistas más fácilmente que los cerebros de los adultos.

EJERCICIO: Visualiza el escenario anterior (el niño vomita los cuatro bocados) y practica una reacción neutral (una madre lo llamó su «cara de póker agradable»). Si tu hijo tiene arcadas o vomita, mantén la calma y respira. Haz un esfuerzo para no expresar angustia o frustración delante de tu hijo.

¿Qué te provoca ansiedad?

En una escala del uno al diez, los padres califican generalmente su ansiedad y estrés en torno a la alimentación con un once. Tú tienes tus propias redes neuronales en torno a la alimentación: una sensación de temor antes de las comidas o de caer en la misma respuesta automática. También es probable que estés atrapado en una rutina. Tu hijo sigue tu ejemplo, por lo que la si reduces *tu* ansiedad, él reducirá la suya, y lo iniciará por el camino hacia nuevas vías neuronales.

En el capítulo anterior, revisamos algunas preocupaciones comunes sobre nutrición, a continuación exploraremos otras fuentes de estrés y ansiedad. Un artículo de 2013 de Clarissa Martin y colaboradores, *Maternal Stress and Problem-Solving*, explica cómo las madres de niños con alimentación selectiva muestran más estrés durante las comidas, conduciendo a una resolución de problemas sin creatividad y con una presión mayor, lo que puede aumentar el rechazo de alimentos (¡otra vez ese ciclo de preocupación!).

Temas de reflexión: Identificar tus propios miedos y sentimientos sobre la alimentación selectiva es el espacio para empezar a abordar la ansiedad. ¡Incluso puedes haber llamado en el pasado «melindrosos» a los malos comedores, con la promesa de que nunca criarías uno! ¿Qué emociones ponen sobre la mesa las siguientes cuestiones?

- El juicio de los demás (padres, amigos, familiares, profesionales médicos)
- El crecimiento o la nutrición de tu hijo
- Ridiculizar a tu hijo o condenarle al ostracismo por la forma de comer
- El malestar o ansiedad de tu hijo alrededor de los alimentos
- Las preocupaciones de nutrición

¿Sientes miedo y ansiedad por otras cuestiones que no figuran en la lista? Pídele a tu pareja que identifique sus propios miedos para que sepas y puedas sentir empatía con las preocupaciones de los demás. Si tú y tu pareja no estáis en sintonía en cuanto al tema de la alimentación, ésa es tu propia fuente de estrés.

Cuando los padres están en desacuerdo

Cuando los padres no están de acuerdo o discuten sobre la alimentación, cada uno pierde el beneficio de tener un compañero de apoyo, y pueden ver un mayor conflicto en las comidas, dificultando un trabajo que, ya de por sí, es difícil. Además, cuando los padres siguen normas diferentes, los mensajes contradictorios aumentan la ansiedad en el niño, que no está seguro de qué normas se aplican y cuándo. Con frecuencia, el padre o la madre que entra por la puerta a las seis de la tarde para sentarse a cenar no comprende la frustración, el esfuerzo y la ansiedad que implica juntar a la familia durante las comidas y meriendas (junto a todo lo demás) día tras día. Por último, los niños saben cuándo los padres no están unidos y pueden tratar de usar eso en beneficio propio. (Piensa en un adolescente que le pide permiso al padre más indulgente para ir a un concierto: «¡Papá dijo que sí!»).

Por favor, disculpa nuestras observaciones generalizadas, pero nos encontramos con que los padres a menudo quieren «solucionar» el problema de las comidas tendiendo a aferrarse a las reglas de la presión. Sin embargo, al mismo tiempo, hay que tener en cuenta que los padres que parecen menos preocupados por los problemas de alimentación, en general, están más relajados. Las diferencias que pueda haber entre los padres con respecto a la crianza pueden ser positivas para los niños, siempre y cuando no generen una gran tensión, y sobre todo si los padres saben apreciar las fortalezas del otro. Examinar tus estilos de crianza y apoyarte en tu pareja puede beneficiar tu relación y a tus hijos. Puede ser difícil de admitir, pero tu pareja puede tener un enfoque más saludable. Por ejemplo, si uno de los padres tiene un trastorno alimentario, puede ser mejor, por ahora, que el niño coma con el progenitor que tenga una relación más sana con los alimentos.

Temas de reflexión: Habla con tu pareja sobre cómo eran las comidas cuando erais pequeños. ¿Crees que la forma en que te criaron con respecto a los alimentos te ayudó a tener una relación sana con la comida? ¿Te obligaron a comer? Piensa de qué manera *tus experiencias infantiles* han dado forma a tu manera de abordar la comida hoy.

Aunque los padres no se acerquen de la misma manera al tema de la alimentación, también pueden tener éxito si mientras uno de ellos «conduce el autobús» el otro le apoya (incluso si sólo es guardando silencio). Ver el progreso es lo que a menudo ayuda a ambos padres a llegar a un acuerdo.

Buscar puntos en común y comprensión

Si es posible, lee este libro con tu pareja o comparte los ejercicios y las secciones de «Temas de reflexión». Mantén un diálogo abierto. Compartir cómo Maddy no lloró antes del desayuno o que bebió de una taza o que mojó el pan en la sopa de lentejas puede ayudar a los demás a reconocer los avances y al cuidador principal a sentirse apoyado. Celebrad los éxitos juntos, ¡pero no delante de los niños!

A veces, descubrir la motivación de un padre resistente ayuda. Un papá explicó que él piensa que muestra respeto por su esposa si todos comen lo que ella prepara. Cuando su esposa compartió que su prioridad era disfrutar a la hora de la comida, en lugar de negociar bocados, ayudó al papá a aliviar las reglas con las que creció. El papá y los niños le dieron las gracias a mamá por cocinar (¡y limpiaron!). (¡Es agradable dar las gracias a la persona que cocina, ya sea mamá, papá, los niños o el cocinero del restaurante!).

Si tu pareja aún no confía en el proceso, abandonar las viejas reglas será difícil, especialmente si los médicos u otras personas todavía presionan o si tu pareja no ha abordado sus propias preocupaciones. Reflexionar sobre todo lo que has probado y no funcionó puede ayudar. Escribir un diario es una excelente manera de hacerlo. (¿Ya has empezado?).

Dos o más hogares

Si dos o incluso tres hogares (por ejemplo, padres divorciados y un abuelo que cuida a los niños) están involucrados, los conflictos pueden multiplicarse. Cuando las soluciones son complejas, puede ser beneficioso encontrar un terapeuta familiar en quien todas las partes involucradas puedan confiar. Centrarse en el bienestar del niño y responder a sus señales ayudará a los cuidadores a determinar el mejor enfoque. Mantener una rutina lo más estable posible entre los hogares también reduce, en general, la ansiedad.

Ser juzgado

Ser juzgado por los demás, especialmente por los amigos, familiares o maestros de tu hijo, puede percibirse como si le patearan a uno cuando está deprimido. El juicio de los profesionales médicos y terapéuticos puede vivirse peor, porque quieres que te vean como un buen cliente y un buen padre. Una pareja con la que Jenny trabajó había dedicado horas interminables a ayudar a su hijo a comer más, con más de trescientos DVD de comida y una habitación llena de juguetes de recompensa. Todo ese esfuerzo tuvo como resultado un niño alimentado con una sonda y que rechazaba todos los alimentos por vía oral. El equipo de alimentación anterior les había dicho a los padres que habían fracasado *porque estaban sosteniendo la cuchara demasiado alta cuando se la llevaban a la boca*. Lo más probable es que ese enfoque fallara porque el padre, asustado, sintiendo que era culpa suya, se volvió más decidido a la hora de conseguir una cantidad mínima y recurrió a la alimentación forzada –con su hijo vomitando varias veces al día–.

Serás juzgado. A veces la gente va a querer ayudar proporcionándote sugerencias, libros o consejos, pero aun así, lo sentirás como si te estuvieran juzgando. Recuérdate a ti mismo, tan a menudo como sea posible, que todos los padres tienen problemas, incluso los que te juzgan ahora mismo. Aquí tienes algunas maneras de encontrar algo de alivio con respecto al juicio de los demás:

- ◆ Busca apoyo de otros padres que estén pasando por lo mismo que tú. Hay grupos privados de Facebook que están moderados para proteger a los participantes.
- ◆ Evita las historias de Internet o de medios de comunicación que te hagan sentir mal: tómate un descanso en las redes sociales, deja los foros de debate.
- ◆ Cuando amigos cercanos o familiares te ofrecen lo que piensan que es un consejo útil, pídeles que, en lugar de hacer eso, te escuchen. Los padres a menudo comparten con nosotros lo impor-

tante que es tener alguien que sólo escuche y no juzgue u ofrezca ayuda.

A continuación, algunas frases que puedes utilizar o adaptar para pedir lo que necesitas. Di: «**Sé que quieres ayudar, pero lo que realmente necesito es que alguien que me escuche**». O: «**Realmente lo hemos intentado todo. Por favor, no envíes más enlaces a artículos o recetas**». O: «**Estoy muy contento de que quieras ayudarnos. ¿Podrías llevar a Cori a su clase de piano para que yo pueda hacer algunos recados?**».

El estrés de la terapia de alimentación

Hacer malabarismos con las citas de terapia puede hacer que una vida, ya de por sí complicada, se sienta como fuera de control. Las investigaciones muestran que los padres en la terapia de alimentación conductual a menudo emplean múltiples estrategias para que el niño coma, como la televisión, los juguetes u otras recompensas, e imponen la cantidad de bocados. ¡Como un juego de equilibrio! Los padres con niños en terapia conductual para pacientes internados también presentan mayor estrés, probablemente debido a los estrictos y largos protocolos (Didehbani *et al.*, 2011).

Los padres admiten que con frecuencia dejan de ir a la terapia porque las tareas asignadas no les parecen bien, son demasiado difíciles o les ocupan demasiado tiempo. En lugar de darse cuenta de que la terapia por sí misma no sirve, a menudo los padres sienten (y puede que se lo hayan dicho) que no trabajan lo suficiente, sobre todo si los niños tienen éxito con las habilidades durante las sesiones de terapia y luego las comidas en casa siguen siendo un problema; que necesita más o diferentes apoyos (que exploraremos en el capítulo 8).

Por otro lado, algunos padres han dicho: «¡Sólo díganos qué hacer!». Un protocolo tarea por tarea o una regla de dos bocados puede darte sensación de control, lo que puede reducir el estrés, e incluso puede funcionar inicialmente. Es importante reconocer cuán tentador puede ser ese sentimiento de alivio. A veces, acostumbrarse al enfoque menos lineal de PASOS+ puede costar un poco, con menos tareas detalladas y el énfasis puesto en volver a aprender y apoyar la alimentación normal, sin importar cuánto se tarde. Con el tiempo, desarrollarás un sentimiento de competencia a medida que aprendas a tomar decisiones y a ser el mejor apoyo de tu hijo. Ese sentimiento de competencia te ayudará a confiar en ti, en tu hijo y en el proceso.

Ansiedad por crisis o rabietas

Una madre compartió que su miedo paralizante a las rabietas, intensas y prolongadas, de su hijo dictaba cómo le alimentaba. Este temor puede ser particularmente potente si tu hijo tiene rabietas hasta el punto de vomitar. Pero esperar a hacer cambios sin encontrar resistencia no es realista. Si tu hijo sabe que cederás ante cualquier demanda para evitar una rabieta, tiene el control. Busca ayuda en libros, terapeutas familiares o educadores locales de padres para tratar las rabietas si te mantienen como rehén. Ten en cuenta que el enfoque PASOS+ tiende a *ayudar* con respecto al comportamiento, aunque no puedas evitar todos los berrinches.

Ansiedad por falta de control

A muchos de nosotros nos resulta profundamente desconcertante sentir que no tenemos todo bajo control. Si tu hijo tiene el mismo anhelo de control, se pueden generar batallas épicas. A veces, la única manera de poner fin a la lucha es soltar la cuerda de la que ambos estáis tirando. Esto no significa irse; significa aceptar el poco control real que tienes sobre la cantidad que come. Puede asustarnos, pero acabar la lucha, a la larga, le ayuda a comer mejor. Un autor desconocido dijo: «No podemos dirigir el viento, pero podemos ajustar las velas»; en otras palabras, es posible que tu ansiedad nunca desaparezca del todo, pero la forma en que respondes *está* bajo tu control. Trabajar para comprender y disminuir tu ansiedad –junto con establecer una rutina, tener comidas familiares y desarrollar habilidades– está bajo tu control.

Disminuir tu ansiedad

Alimentamos nuestra ansiedad cuando nos sentimos fuera de control, tememos perder el control o luchamos para obtener el control de lo incontrolable. Lo opuesto a la necesidad de control es la fe. «La fe es subir el primer peldaño, aunque no se vea la escalera entera», como parece que dijo Martin Luther King Jr. En este momento, puedes sentirte incapaz de visualizar lo que está al final de PASOS+: una comida familiar que tú y tus hijos esperáis ansiosamente, todos comiendo y disfrutando de la comida juntos. Pon tu preocupación y ansiedad en un segundo plano, por ahora, y cultiva la fe de que te sentarás a esa comida algún día.

Puede irte bien pensar que ayudar a tu hijo a aprender a comer es como cuidar tulipanes. Hay mucho que puedes hacer: prepara el terreno, abona y fertiliza, y luego planta el bulbo en un lugar soleado. Entonces esperas lo mejor. Cuando el brote sale, en primavera, escarda y riega; y ten en cuenta que si intentas abrir el capullo antes de que esté listo, puedes dañar o destruir la flor. Al igual que el tulipán, la alimentación de tu hijo florecerá a tiempo, en el entorno adecuado y con tu apoyo.

¿Pero cómo puedes cultivar tu fe cuando la ansiedad y el estrés son conceptos mucho más familiares?

Aceptar en qué punto estás ahora mismo

Empieza por aceptar incondicionalmente qué y cuánto come tu hijo. Como escribió la bloguera Skye van Zetten (2013): «Da un paso atrás y reconoce las necesidades de alimentación de tu hijo en el momento en que se encuentra ahora mismo. Si las galletas son el único alimento aceptable que encuentra en la mesa, permítele que coma tantas galletas como quiera con tu aprobación. Aprender a confiar en tu hijo a la hora de comer es un proceso que implica dejar de lado todo lo que te han enseñado y te han contado sobre alimentar a tu familia».

Prueba estos consejos que pueden ser útiles para reducir tu ansiedad y cultivar la aceptación:

- ◆ Deja de contar calorías (elimina la aplicación del teléfono) y de pesarle diariamente. Si no quieres hacer nada diferente inspirado en la información que vas reuniendo, *déjalo*.
- ◆ Si estás pesando a tu hijo, especialmente si tu hijo es mayor, hazlo de manera rápida y práctica, tal vez justo antes o después del baño. Considera pesarle sólo una vez a la semana.

- Pon en entredicho a los expertos que presionan sobre el mínimo de calorías diarias o busca a otros nuevos que te apoyen en la idea de controlar la ingesta al cabo de varios días o una semana.
- Encuentra tu propia versión de los sentimientos en la famosa Oración de la Serenidad: *Concédeme serenidad para aceptar todo aquello que no puedo cambiar* (retos, cuánto come y qué alimentos come, cuánto tiempo tardará), *el valor para cambiar las cosas que puedo cambiar* (rutinas, lo que digo y hago, comidas familiares) *y la sabiduría para conocer la diferencia.*
- Cuando tu ansiedad alcanza su punto álgido, toma medidas para reducirla. Respira hondo, descansa y tómate una infusión, toma la mano de tu pareja en la mesa, evita o reduce la cafeína, sal a caminar, visita un terapeuta, aprende técnicas de relajación, pon tu música favorita y baila: lo que mejor te convenga.
- Si te sientes desbordado en la mesa, excúsate tranquilamente durante unos momentos (siempre que tu hijo esté seguro si le dejas solo o si tu pareja está allí). Regresa cuando estés preparado.
- Ve al restaurante favorito de tu hijo y deja que pida lo que quiera, incluso si sólo pide patatas fritas. El objetivo será pasar un buen rato y disfrutar ese sentimiento.
- Olvídate de tu calendario. Si quieres que tu hijo coma «normalmente» en seis semanas, fracasarás.

Aceptar a tu hijo y controlar sus ansiedades será imposible si temes que tu hijo es o va a ser poco saludable. Si bien hemos abordado los temores nutricionales básicos, es posible que tu mayor temor sea que tu hijo pierda peso o necesite una sonda de alimentación e incluso que muera; y es hora de abordar ese miedo de cara.

Encarar el temor a que tu hijo pierda peso

El principal obstáculo para muchos padres es la preocupación de que su hijo pierda peso. Si no se ha afrontado, este miedo mina tu confianza en el proceso PASOS+ y en tu hijo. El miedo a la pérdida de peso conduce a esfuerzos extremos para conseguir esos dos bocados, y puedes tener miedo a dejar de presionar. Es difícil para los padres aceptar que, en general, la presión *disminuye* la ingesta. En efecto, puede que tu hijo coma menos durante unos días o semanas, razón por la cual te recomendamos leer el libro hasta el final antes de reaccionar. Si no comprendes el proceso en su totalidad o no sabes cómo manejar los retos, tu miedo empujará a tus vías neuronales familiares (tu rutina) y estarás de vuelta a ese ciclo de preocupación.

Basándonos en nuestra experiencia con respecto a la transición en las tácticas de presión, cuando vemos que la ingesta disminuye, suele ser por unos pocos días o semanas antes de que disminuya la ansiedad, se active el apetito, se aprendan las señales y aumente la ingesta. Siempre y cuando los pasos estén en su lugar, con al menos un alimento seguro en cada comida y merienda, lo que vemos más a menudo es un aumento bastante rápido en la ingesta, al menos de los alimentos seguros. Muchos niños comienzan a experimentar más apetito y el peso se estabiliza o incluso aumenta en pocas semanas.

Piensa en Amari, de tres años, que había ganado 250 gramos el año anterior. Su madre se mostró escéptica, pero a los tres días de que eliminara la presión y pusiera otros pasos en su lugar, el vómito y la náusea diarios, que Amari había experimentado durante varias semanas, desaparecieron. Diez días después, mamá observó que lo que comía era más copioso y la ansiedad de Amari disminuyó. Aunque mamá todavía estaba asustada por el peso de Amari, resistió, y unas semanas más tarde ya no se guardaba comida entre los carrillos y las encías. Seis semanas después, Amari había ganado *más* peso que el año anterior y, en seis meses, estuvo dentro de las gráficas de crecimiento por primera vez.

No todos los niños encajan en este escenario. Unos padres, cuyo hijo tuvo ansiedades alimentarias prolongadas y graves que empezaron en la infancia, informaron de que, aunque su hijo era mucho más feliz, estaba más tranquilo y más interesado por la comida, continuó teniendo una ingesta comparativamente baja durante dos años. Sin embargo, en este caso, lo importante era que el niño estaba creciendo, mejorando en todas las demás áreas y aprendiendo a comer según las necesidades de su propio cuerpo.

Es posible que observes una pérdida de peso en niños que son médicamente frágiles, tienen ansiedad extrema o historiales de alimentación complejos, o que se están desacostumbrando a las sondas de alimentación; en estos casos, un método más cauteloso o gradual puede ayudar. Este método puede incluir el uso durante un tiempo de suplementos o aditivos calóricos, más alimentos seguros en las comidas de lo que harías normalmente, y permanecer en estrecho contacto con el equipo de atención médica de tu hijo. Siempre recomendamos que tu hijo tenga una asistencia continuada por parte de profesionales de salud y nutrición que puedan evaluar las reducciones en la ingesta y analizar cómo le va, en general, a tu hijo.

En raras ocasiones, un niño no va a comer lo suficiente por vía oral, incluso cuando la presión desaparece. Según nuestra experiencia, esto indica, generalmente, que hay otros factores en juego, como problemas médicos desconocidos o insuficientemente tratados o ansiedad abordada inadecuadamente, tensión significativa entre padres e hijo o escasas reservas de fuerza y nutrición para tolerar incluso una ligera disminución en la ingesta. A veces, una sonda de alimentación es la mejor solución, ya que elimina la presión en torno a la ingesta oral al tiempo que favorece la nutrición. Como escribió una madre en un correo electrónico: «Me he imaginado tocando fondo, y eso es una sonda de alimentación, pero no puede ser peor que esto». (Las sondas de alimentación también ayudan a los niños que aspiran comida en los pulmones o que tienen una enfermedad metabólica en la que incluso pequeñas cantidades de ciertos alimentos, o un equilibrio inadecuado, podrían causar daño cerebral o muerte).

Algunos médicos usan incorrectamente sondas que van de la nariz al estómago (sondas nasogástricas, NG). Pegadas a las mejillas, estas sondas son incómodas, a menudo empeoran las aversiones, y sólo deberían utilizarse en situaciones específicas a corto plazo (de una a dos semanas). Si la ingesta deficiente es crónica, es preferible una sonda directamente al estómago a través de la pared abdominal, conocida como sonda de gastrostomía, sonda G o botón. Se puede tener la impresión de que una sonda de alimentación es algo drástico y que debe evitarse a toda costa. Desafortunadamente, se ha sabido que los médicos amenazan a los padres con una sonda, exagerando sus aspectos negativos, en un intento equivocado de motivar a los padres para que le den de comer al niño.

Pero una sonda de alimentación no significa un fracaso; más bien, le da al niño tiempo para aprender a comer a su propio ritmo, mientras satisface las necesidades nutricionales y proporciona alivio a los padres preocupados por la ingesta. Un padre compartió: «Aprender que existe la opción de una sonda de alimentación estomacal, que no es tan terrible, me quitó un montón de estrés». Ni un solo padre o madre con los que trabajamos que decidió recurrir a la sonda lamentó la decisión. Cuando los niños están preparados, se retira la sonda. Para unos pocos, puede ser necesaria durante algunos años. Como Suzanne Evans Morris explicó en una comunicación personal: «Incorporar sondas de alimentación en las rutinas de las comidas, simplemente como un modo alternativo o adicional para alimentar a un niño, ayuda a los hijos y a sus familias a desarrollar una relación positiva con los alimentos y con la hora de comer y es un placer ver lo que son capaces de comer por vía oral». Para obtener más información sobre las sondas de alimentación, consulta la página «Recursos» en la web asociada a este libro: www.newharbinger. com/31106.

Comprender y disminuir la ansiedad de tu hijo

Es posible que tu hijo con EPE se sienta ansioso, derrotado e incapaz, entonces tendrás que andar con pies de plomo para mantener la calma. En un estudio de 2012, Farrow y Coulthard señalaron que «las características de la sensibilidad sensorial (por ejemplo, notar pequeños cambios perceptuales, una tendencia a responder negativamente al cambio) pueden ser marcadores de una mayor ansiedad infantil que luego predice una negatividad creciente en el contexto de los alimentos» (845). La sensibilidad sensorial, la ansiedad y una «mayor negatividad» en torno a los alimentos parecen ir de la mano. Muchos niños no pueden expresar sus sentimientos con palabras, por lo que aquí te mostramos algunos signos de que tu hijo puede estar ansioso con los alimentos:

- ◆ Gimotear o llorar
- ◆ Náuseas al ver comida
- ◆ Negarse a ir a la mesa

- Posicionamiento corporal evitativo (echarse hacia atrás, girarse hacia un lado)
- Disociar o desintonizar: se le ve como «hipnotizado» o «en trance»
- Piel enrojecida o pálida
- Temblor, golpeteo o balanceo
- Hablar demasiado o no hablar en absoluto
- Mal comportamiento, sistemáticamente, en la mesa

Esta lista te ayuda a identificar las situaciones que le causan ansiedad a tu hijo. Observa cualquiera de estos signos (u otros) en tu hijo para comenzar a entender sus factores desencadenantes.

Asegúrale que no le obligarás a comer

La mejor manera de reducir la ansiedad de tu hijo es abordar la tuya propia para que puedas dejar de presionar. Pero eso podría no ser suficiente. Un cliente compartió que su hija parecía interesada en alimentos nuevos, pero continuaba preguntando: «¿Me obligarás a probarlos?». Un año y medio antes, un terapeuta de alimentación había restringido y alimentado repetidamente a la niña mientras gritaba. A mamá se le indicó que hiciera lo mismo en casa, lo cual fue tan molesto que pararon después de algunos intentos. Dieciocho meses después, esta niña aún no confiaba en que no la forzarían. Ayuda a tu hija a superar esta ansiedad al reconocer la presión del pasado. Ponte a su mismo nivel, haz preguntas, escucha y promete que no la forzarán otra vez si es de verdad. Aquí hay un lenguaje que puede ayudarte a comprender la ansiedad de tu hijo y asegurarle que no le obligarás a comer: **«¿Por qué dices eso?»**, **«¿Tienes miedo de que te obligue a probar?»**, **«¿Puedes decirme a qué te refieres?»** . O di: **«En esta familia, nadie tiene que comer (tocar/jugar con/chupar) nada que no quiera»**. O: **«Solíamos pedirte que tocases los alimentos y los colocases en tu plato. No te pediremos que hagas eso nunca más»**.

Aunque no restrinjas a tu hijo, si impones reglas de bocados o si le obligas a estar sentado hasta que termine, no llegará a confiar en que no le obligues a comer. Decirle claramente que no le vas a obligar a comer, ni a chupar ni a besar ningún alimento es un primer paso, pero lo que realmente ayuda es que sigas hasta el final, y de forma coherente, le dejes decidir cuánto y qué quiere comer, aunque durante un tiempo sólo sean galletas saladas.

Que sepa que siempre habrá algo que pueda comer

¿Tu hijo pregunta repetidamente qué hay para cenar? ¿De camino a la fiesta de cumpleaños de un amigo, está preocupado por el menú? La necesidad de saber qué se servirá es natural en un niño con EPE: está buscando la seguridad de que podrá comer algo.

Antes, tu hijo podría haber llegado hambriento a una tarde de juegos o una fiesta, sin alimentos seguros para comer. Incluso podría ser que los padres de sus amigos le hubieran presionado para que comiera, lo que le haría sentir más ansioso por no comer o no sentirse integrado. Cada vez que Jenny va a una reunión social con su hijo menor, él pregunta si van a comer y qué comerán. Inclusive, los niños pueden preferir no ir a reuniones familiares y funciones sociales con el fin de evitar este estrés. Comprende y trata de aliviar esta ansiedad en tu hijo. Estas frases pueden ayudar:

> **«Encontraremos algo que puedas comer».**
>
> **«Creo que encontrarás algo que puedas comer. Les llamé y me dijeron que habrá pastel, helado y pizza».**
>
> **«Llevaremos patatas fritas y salsa a la fiesta. Puedes disfrutar de las patatas fritas y ver qué más tienen».**
>
> **«Comeremos en casa después de la fiesta, así que no te preocupes si no hay nada que te apetezca aquí».**
>
> **«La madre de Susie está sirviendo *pretzels*».**

En el capítulo 7, nos dedicamos a planificar qué alimentos servir y a tener éxito fuera de casa, pero, de momento, tienes que saber que tranquilizar a tu hijo diciéndole que no pasará hambre le ayuda a controlar su ansiedad. También puedes permitirle comer antes de salir si no sabes lo que habrá para comer. Disfrutar de la vida social es el objetivo por ahora, ¡aunque a veces tu hijo puede sorprenderte y probar cosas nuevas fuera de casa!

Déjale claro que no te decepcionará si no come

Tu hijo puede sentir que te está decepcionando en cada comida, lo que puede conducir a niveles altos de ansiedad. En su cabeza, te está fallando en algo en lo que ambos queréis que lo haga bien (un niño menos preocupado por complacerte puede no tener este elevado sentido del fracaso). El viejo dicho «El éxito genera éxito» también funciona a la inversa: el fracaso puede generar fracaso. Cuando tu hijo ve, en cada oportunidad de comer, la decepción en tu rostro, puede sentir que *nada* de lo que hace es suficiente y dejar de intentarlo. Comer alimentos nuevos requiere coraje; tú quieres reforzar ese coraje y limitar sus sentimientos de fracaso. Si le aceptas tal como es ahora, dejando de lado las expectativas en torno a su alimentación y centrándote en disfrutar de su compañía, tu hijo se dará cuenta de eso.

Puede parecer contradictorio, pero trata de *no alabar* a tu hijo cuando come, incluso si progresa. Alabarle hoy le trasmite que si no se siente valiente mañana, te ha decepcionado. La alabanza puede ser otra forma de presión. Es mejor que los niños dependan de la *motivación interna* para comer, en lugar de comer para obtener aprobación. Con frecuencia, los niños que suelen ser alabados lo solicitan al principio. También puedes ser positivo y receptivo con: **«Oh, ¿probaste las zanahorias? ¡Me hace feliz verte feliz!».** O: **«¡A mí también me gustan mucho! Podemos volver a hacerlas de esta manera muy pronto».**

A continuación algunas ideas para ayudar a que tu hijo sepa que crees en él y que sabes de lo que es capaz.

Cosas que puedes hacer:

- Dale tareas a la hora de la comida: lavar verduras, echar sal en el agua de la pasta, mezclar alimentos, programar un temporizador, poner la mesa, etc.; los niños mayores pueden encender una vela.
- Disfruta de su compañía. Intenta ignorar qué y cuánto come.
- Sigue exponiéndole a nuevos sabores y alimentos. Katja escuchó en el supermercado a un padre con su hija pequeña que decía: «Pero no te gustan las fresas, no te gustan los arándanos…». Reforzó lo de «no te gustan», y al no comprar las bayas le negó la oportunidad de acostumbrarse a diferentes alimentos.

Cosas que no debes hacer:

- Etiquetar a tu hijo como «comedor melindroso».
- Rebajar las expectativas. «No te gustará nada de aquí, pero puedes atiborrarte de pan». Incluso si sólo come pan, no le prepares para que fracase. Esta noche puede ser la noche en que decida probar algo.
- Hablar sobre lo que está comiendo delante de él. Vigila, discretamente, la ingesta o habla en privado con tu pareja, médico o niñera. Los niños son unos linces en escuchar cuando creemos que no lo hacen (y no tan linces cuando les pedimos que limpien sus habitaciones).
- Mirar su táper o preguntarle *antes de nada* qué comió en el almuerzo cuando vas a recogerle. Transmítele que lo que comió no es lo más importante.
- Aceptar que critiquen las elecciones de otros alimentos o de la comida de la mesa. «**No hagas ascos a lo que a mí me gusta**» es una gran frase que hemos escuchado. Esto va para toda la familia. Mamá tampoco puede decir que es «asqueroso» lo que elige papá.

Tu hijo aún no se siente en confianza a la hora de comer, así que predica con el ejemplo: cuéntale y demuéstrale que crees que puede y aprenderá a comer más de una variedad de alimentos cuando esté listo.

Si tu hijo necesita ayuda con la ansiedad

Si te preocupa que tu hijo pueda necesitar ayuda con la ansiedad, tal vez es mejor abordar el tema de la ansiedad *separadamente de los problemas relacionados con la alimentación;* hay investigaciones que respaldan este enfoque. Los ejercicios de relajación o biorretroacción para reducir la ansiedad al mirar o tocar una araña pueden ayudar con la fobia a las arañas, pero descubrimos que usar este enfoque para lidiar con los temores alimentarios suele ser contraproducente. Esta terapia de «exposición» o «inundación» con alimentos no preferidos o desafiantes a menudo empeora el estado de los niños con alimentación selectiva extrema: son los niños que vomitan o lloran en el estacionamiento que hay fuera del edificio de terapia.

En lugar de eso, busca un terapeuta especializado en ansiedad infantil y solicita ayuda para controlar la ansiedad o técnicas específicas para reducir la ansiedad, como la meditación consciente, no en el comer. Las terapias de juego pueden ser particularmente útiles. (Como hemos dicho anteriormente, el trastorno EPE se asocia con ansiedad generalizada y rasgos obsesivo-compulsivos).

Las luchas de poder disminuyen

Un ambiente que se vive como un campo de batalla a la hora de las comidas obstaculiza el progreso de tu hijo y socava tu relación con él. Comprender por qué ciertas técnicas de alimentación invitan a luchas de poder te ayudará a evitarlas. Los métodos invitan al conflicto cuando:

- Dependen de la presión externa, como recompensas, ya sean vídeos o juguetes, o amenazas de castigo o de ser ignorado.
- No ayudan a los niños a aprender a comer de manera constante con un desarrollo típico.
- No ayudan a los niños a aprender a disfrutar con la comida.
- Entierran las señales de regulación interna del niño, haciendo que sea más que probable que coma, o bien más o bien menos de lo que necesita.

Abandonar la motivación externa (presión, recompensas, alabanzas, reglas) para guiar a tu hijo hacia la motivación interna (que, ten presente, es innata) puede parecer abrumador si te han enseñado que *sólo tú* puedes hacerle comer. Conocemos a muchas familias que han pasado por programas de terapia de alimentación con un éxito a corto plazo en cuanto a las cantidades, cada vez mayores, de purés o calorías. Pero, al final, el niño se desgasta con las recompensas o los sobornos (si es que, de entrada, funciona), los padres se hartan del proceso y la situación acaba por deteriorarse.

Cuando se consigue conectar con la motivación interna –la mágica frase o actitud de «YO lo hago»–, las luchas de poder quedan entonces neutralizadas. Cuando tu hijo actúa porque está motivado internamente, no es que tú le hagas comer, sino que es él quien quiere hacerlo. Y los niños sí que quieren, aunque por el momento tengan ese deseo tan adentro que sea difícil que aflore. Dejar que los niños controlen *si comen y cuánto comen* supone que pueden relajarse y hacer uso de su impulso interno para conocer mejor, probar y, finalmente, comer más alimentos.

Sé consciente de cuál es tu papel y mantenlo

La clave para apoyar la motivación interna de tu hijo –neutralizar las luchas de poder y reducir la ansiedad– es definir claramente tu papel y el de tu hijo. La experta en alimentación, autora, nutricionista y terapeuta familiar Ellyn Satter (1986) fue pionera en el concepto de la división de la responsabilidad (DOR) en la alimentación, la piedra angular a la que puedes volver para aclarar tus respectivos roles. Cada vez más, este principio rector de la alimentación de casi treinta años se respalda en la investigación de los estilos de alimentación, en particular la «alimentación receptiva». En 2011, el *Journal of Nutrition Education and Behavior* incluso compiló una edición especial sobre «alimentación receptiva». En resumidas cuentas, aquí tienes el DOR:

Tu trabajo: Decidir cuándo, dónde y qué alimentos se ofrecen (siempre y cuando incluyas algo que tu hijo pueda comer).
El trabajo de tu hijo: Decidir si va a comer y cuánto.

Parece simple, pero no es fácil, especialmente en una fase temprana. Cuando te sientas atrapada en luchas de poder, da un paso atrás y pregúntate: «¿Cuál es mi trabajo? ¿Estoy permitiendo que mi hijo haga *mi* trabajo? ¿Estoy haciendo el suyo?». Piensa en lo que pasó cuando Katja fue a buscar a su hija de tres años a la salida de preescolar y sufrió una crisis al ver su merienda: peras, galletas multigrano y queso cremoso batido. Esta demostración pública de su pequeña sollozando por un sándwich de jamón dejó a Katja pensando: «¿Qué problema hay? Puedo hacer un sándwich de jamón. Eso es bastante equilibrado». Katja reflexionó sobre por qué se sentía mal y se dio cuenta de que 1) la merienda incluía alimentos que su hija disfrutaba normalmente, 2) su hija estaba tratando de hacer el trabajo de Katja de decidir qué le ponía, y 3) estaban en una lucha de poder. «Las peras y las galletas son para meriendas –dijo Katja–. Lamento que te sientas decepcionada; pronto tendrás un sándwich de jamón». La rabieta continuó durante unos minutos, pero pronto estuvieron en el parque disfrutando de la merienda planeada y listas para jugar.

EJERCICIO: Mira a ver si puedes identificar dónde se mezclan los roles. (Supón que se ofrece al menos un alimento seguro).

1. *Tim se levanta durante la cena para coger galletas.*

2. *Sofía llora por un batido rosado, aunque mamá ya añadió arándanos. Mamá tira el batido morado, comenzando de nuevo. Sofía exige tenerlo frente al televisor, pero luego se niega y pide tostadas francesas.*

3. *Papá insiste en que Kevin no puede comer el postre hasta que no coma, al menos, un bocado de todo lo que tiene en el plato.*

Respuestas: 1. Tim está haciendo el trabajo del adulto de decidir qué se sirve. 2. Mamá le está permitiendo a Sofía hacer los trabajos de mamá para decidir qué se sirve y dónde. 3. Papá está haciendo el trabajo de Kevin de decidir si come y cuánto come de lo que se le ofrece, y está presionando.

Desafortunadamente, los principios del concepto DOR a menudo han sido malinterpretados y aplicados erróneamente, incluso por profesionales. Ten por seguro que no es: «Come judías y arroz o nada». Cuando proporcionas suficientes alimentos sanos, tu hijo podrá elegir entre lo que hay disponible.

La negociación difumina las líneas del concepto DOR. Si tu hijo cree que diciendo lo correcto o quejándose puede conseguir lo que quiere –o, tal vez, no–, esa incertidumbre aumenta la ansiedad. Negarse a negociar no es cruel; reduce la ansiedad. Prueba con: «**Te quiero demasiado para discutir**» (Fay y Fay, 2000).

Prepara a tu hijo para las nuevas funciones

Con un niño pequeño o preverbal, haz los cambios necesarios y explica sólo lo que necesitas. Si tu hijo es mayor, dile cómo y por qué las cosas son diferentes. Esto le ayuda a sentirse respetado y seguro, y le permite saber a qué atenerse. Mientras hablas con él, concéntrate en conectarte con él, en convertiros en socios cuando hablas de lo que, por ahora, no funciona. Puedes preguntarle lo que no le gusta de las comidas. Puedes reconocer que lo que has intentado no ha ayudado y, si te sientes sincera al hacerlo, puedes disculparte. Aquí hay algunas sugerencias de frases:

> **«Somos una familia de resolución de conflictos. Lo solucionaremos juntos».**
>
> **«Creo que todos estamos cansados de batallar. Vamos a hacer las cosas de manera diferente. Podemos tardar un tiempo en acostumbrarnos, pero queremos pasarlo bien a la hora de comer».**
>
> **«Te gustará no tener que volver a escupir en cuencos, pero puede que no te guste cuando te pidamos que no te lleves bolsas de compota de manzana entre las comidas. Está bien. Hemos aprendido que después de la comida hay que esperar un poco antes de comer la merienda ya que esto ayuda a nuestros cuerpos».**

Transmitir a tu hijo que tú tomas las iniciativas y que cuidarás de él, le tranquiliza. Admitir que no eres perfecta y que puede que todo no funcione bien inmediatamente, también está bien.

Proteger a tu hijo de la presión de los demás

La presión de los demás puede ser una fuente importante de estrés para tu hijo. El enfoque de alimentación que describimos no es al que la mayoría de los estadounidenses están acostumbrados. Es útil tener estrategias preparadas para proteger a tu hijo de los comentarios de amigos y familiares, maestros, cuidadores infantiles en la guardería y otros. Los abuelos, que pueden haber sido criados en un momento en el que escaseaban los alimentos, a menudo, parecen particularmente molestos cuando los niños no comen, y pueden tomárselo a nivel personal si sus propios hijos parecen rechazar cómo fueron criados.

Skye van Zetten, de Mealtime Hostage, compartió una vez en las redes sociales cómo se las arregló en un pícnic comunitario: «Eludí varios comentarios dirigidos a mi hijo alrededor de la mesa, "¿No vas a comer eso/terminar eso/probar eso?". Mi respuesta fue dirigirme siempre a mi hijo y preguntarle "¿Tienes bastante?". "Sí", respondió. Me complace decir que fue todo lo que necesité para acabar con las preguntas».

En ocasiones anteriores, es posible que le hayas pedido a una niñera o maestra que imponga reglas de alimentación. Explicar un cambio puede ser incómodo. Podrías decir algo como: **Sé que te pedimos que hicieras que Sammy comiera el primer plato antes de que pasara al postre y apreciamos tus esfuerzos, pero estamos aprendiendo que hacerlo de esa manera probablemente empeora las cosas**.

Si hay más gente que coma con frecuencia con tu hijo, ten una conversación a solas con ellos acerca de tu enfoque (o recomiéndales que miren la web «Cuestiones esenciales en la ayuda a un niño con alimentación selectiva extrema», que se encuentra en «Recursos»). Prepáralos con la frase: **«Seguid mi ejemplo»**. Reconoce que puede que no sea así cómo hagan ellos las cosas, pero que es importante que no presionen a tu hijo para que coma. Si lo olvidan y le presionan con el «bocado único» (tras el que puede plantarse con un «No, gracias»), puedes intervenir, diciendo algo así como: **«Nosotros no lo hacemos así. Manny no tiene que comer nada que ella no quiera»**. O: **«No tiene por qué acabarse el plato. Su cuerpo ya sabe cuándo ha terminado de comer»**. O: **«No usamos la táctica del "bocado único"»**. Con un poco de suerte, con eso bastará. O, como hizo Skye van Zetten, simplemente pregúntale a tu hijo: **«¿Ya has comido bastante?»** y deja que su respuesta desvíe la presión.

El lenguaje de las frases propuestas anteriormente se puede adaptar a desconocidos o camareros. Si otras personas sugieren que tu hijo no debería tomar postre hasta que haya terminado el primer plato, prueba con la frase: **«Lo estamos haciendo bien. Por favor, traiga su postre ahora»**. Cuando tu hijo ve que le defiendes ante los demás, esto le envía un poderoso mensaje de confianza y le proporciona palabras que puede usar para defenderse. Un cliente se quedó muy sorprendido la primera vez que su hija rechazó con confianza la comida que la madre de un amigo le forzaba a comer diciéndole: «No, gracias, mi madre dice que no tengo que comer nada que no quiera».

Proteger a tu hijo en la escuela, en guarderías o con niñeras

Uno de los clientes de Jenny compartió que la escuela de su hijo seguía la política popular de que los niños deben terminar su almuerzo, la «comida principal», antes de ir al recreo y que no van si no lo hacen. Esto aumentó en gran medida la ansiedad de su hijo y comió cada vez menos. (¡Hemos oído que los niños les piden a los padres que les pongan cantidades muy pequeñas de comida debido a reglas como ésta!). A pesar de que el padre habló con el director y envió una nota al equipo del comedor pidiéndole al personal que no presionara, la escuela se negó a hacer ninguna excepción. En este caso, no hubo más remedio que cambiar de escuela.

Una madre notó que su hija, que iba a preescolar, llegaba cada día a casa con la ropa de repuesto debido a los vómitos. La mamá le pidió a la maestra que no le hiciera terminar su almuerzo, y la niña comenzó a llegar a casa con la misma ropa con la que se había ido por la mañana a la escuela; las cosas estaban mejorando. Si sospechas que hay un problema fuera de casa y tu hijo no puede o no quiere explicarlo, pide que le observen o que hagan un vídeo mientras come.

Por el contrario, con frecuencia, los niños comen mejor en la guardería o con niñeras. Si bien, por una parte, esto puede herir los sentimientos de los padres, por otra, es alentador, ya que significa que es menos probable que haya un problema sensorial, de motricidad oral u otro problema fisiológico. Los niños guardan lo mejor y lo peor para sus padres, y otras veces, quienes no están tan preocupados o interesados pueden evitar intuitivamente las luchas de poder.

Es difícil pedir a los niños que se defiendan solos con los adultos. En ocasiones, poner una etiqueta en el táper, como la siguiente, puede ayudar. (Una versión para imprimir esta etiqueta está disponible en Internet, en www.newharbinger.com/31106).

Querido _____,

No pida a _____ comer más o alimentos diferentes de los que quiera. Por favor, déjele comer todo lo que quiera de cualquiera de los alimentos que he puesto, en cualquier orden, incluso si no come nada, o sólo postre. Si tiene alguna pregunta, llámeme al _____.

Gracias.

(Tu nombre)

Proteger a tu hijo de la nutrición y la educación para la salud

Con la creciente preocupación que existe a nivel nacional sobre los niños y la obesidad, es probable que tu hijo escuche o lea mensajes sobre la alimentación provenientes de autoridades en escuelas, guarderías e instituciones religiosas, tales como: «Disfruta de tu comida, simplemente come un poco menos», impresa en los menús infantiles. Estos mensajes pueden ser confusos para todos los niños, pero especialmente para los que ya de por sí comen poco. Hay informes que hablan de que la educación nutricional centrada en las calorías y el peso ha desencadenado trastornos alimentarios (Pinhas *et al.*, 2013) y los padres se sienten desconsolados cuando un niño rechaza un alimento anteriormente seguro porque el personal del comedor lo declaró no saludable frente a sus compañeros. Anticiparte hablando con los maestros y el director o directora de la escuela de tu hijo, probablemente, sería muy conveniente. Pídeles que no pesen a tu hijo en la escuela; muchos estados exigen pruebas de IMC en las escuelas, y es posible que debas dejar por escrito que no quieres que tu hijo participe. Pide el plan de nutrición, y pregunta si se centra en etiquetar los alimentos como «buenos» y «malos», o se basa en calorías y gramos de grasa.

Habla directamente con tu hija cuando veas o escuches mensajes confusos a los que está expuesta. Por ejemplo, si un higienista dental les da una charla y explica en su clase que el zumo, los cereales azucarados y hasta la fruta (alimentos que pueden estar incluidos en la lista de alimentos seguros de tu hija) no son saludables, explícale: **«Sí, si comes esos alimentos todo el día y no te cepillas los dientes, sería malo para tus dientes. Tú no tienes que preocuparte por eso».** O: **«El pastel no es malo, es delicioso. Hay muchas comidas maravillosas; tu maestro está equivocado sobre esto».** Recuerda, nosotras creemos que no debería excluirse, o ser etiquetado como «malo», ningún alimento. Consulta los libros en la guardería de tu hija. Muchos contienen mensajes sobre alimentos «buenos» y «malos». Insinúa tu preocupación y ofrécete a reemplazar dichos libros.

Finalmente, dale al maestro de tu hija el folleto «Cómo hablar con los niños sobre los alimentos» (www.newharbinger.com/31106). Aporta formas de hablar acerca de la alimentación que enfatizan la alegría y el equilibrio en lugar de aumentar la ansiedad.

No podemos proteger a nuestros hijos de todas las presiones (especialmente viviendo en una civilización que, por lo general, no respalda la idea de una alimentación regulada internamente), y puede ser difícil dejar de contar calorías, impedir comentarios ignorantes o mantenerse firme ante un estimado profesor que presiona. Lo que sucede en tu propio hogar es lo más importante, así que, antes de nada, mantén a raya la división de responsabilidades (DOR). Mantenerse con sus roles (el qué, dónde y cuándo de la alimentación) y permitirle a tu hijo que desempeñe su papel (si come y cuánto) le alejará de las luchas de poder, la ansiedad y la presión. Con el tiempo, el concepto DOR y el enfoque PASOS descritos en este capítulo, y en los siguientes cuatro, serán tu nueva normalidad, así como el disfrute y la tranquilidad en la mesa, y mirarás hacia atrás con alivio a los viejos y desvaídos surcos de las ruedas de la carreta que tú, tu hijo y el resto de su familia habéis dejado atrás.

CAPÍTULO 5

Paso 2:
Establecer una rutina estructurada

En el último capítulo, aprendimos cómo la presión y la ansiedad reducen el apetito. Si bien la presión es obviamente una táctica contraproducente, otras prácticas de alimentación también pueden minar la alimentación de tu hijo. Por ejemplo, Mary dejó que su hija, Lisa, viera la televisión con un bol de helado todos los días para relajarse después de la escuela, lo que significaba que Lisa no tenía hambre para cenar una hora más tarde. Otra mamá, Clarice, después de un largo día, quería «pasarlo bien» con su hijo Alex y le permitió comer lo que quisiera, cuando quisiera. Además de imponer la hora de ver la televisión y de acostarse, Alex comía menos alimentos. Ambas madres estaban atrapadas en una alimentación contraproducente, en gran parte por la falta de estructura.

Todos tenemos rutinas, ya sea que las sigamos pendientes del reloj o siguiendo nuestro instinto. Piensa en esto: siempre colocas tus llaves en el mismo lugar para poder cogerlas rápidamente por la mañana, pero una noche, tu hijo adolescente coge tu automóvil y deja las llaves en otra parte. ¿Cuál es tu nivel de ansiedad durante los quince minutos que dura la búsqueda? La rutina y la estructura van de la mano con la reducción de la ansiedad y la superación del día de la mejor manera posible. En la alimentación, las comidas predecibles y las meriendas son la fuerza estabilizadora, el andamiaje, si se quiere, que permite que los demás pasos tengan éxito.

Este capítulo te ayudará a establecer y depurar tu rutina con respecto a las comidas. La transición a oportunidades estructuradas de alimentación es probablemente lo más importante que puedes hacer para ayudar a tu hijo a sintonizar su apetito y comer bien. Una revisión reciente de la investigación encontró tres beneficios clave adicionales: «Mayor eficacia de los padres, control del comportamiento y coherencia de las relaciones familiares» (Spagnola y Fiese, 2007). Por lo tanto, las rutinas ayudan a los niños a comer mejor, a los padres a ser más efectivos y a unir a las familias. ¡Una experiencia impactante!

Entender el apetito

El apetito es increíblemente complejo, pero dicho de una manera sencilla, se relaciona con cuán atractivo es un alimento, o cuánto hace que estamos esperando para comerlo. El hambre es un componente del apetito, pero el hambre pura es una necesidad física de combustible (y también es compleja). Mientras que el apetito se ve afectado por innumerables factores, desde fisiológicos (hormonas, sustancias químicas cerebrales, receptores de estiramiento en el estómago) hasta emocionales (tarta de manzana de la abuela) y experimentales (experiencias negativas como la asfixia). El apetito también involucra la apariencia y el olor de un alimento, tu estado de ánimo, cuánto tiempo hace que comiste por última vez, si estás a dieta (o has hecho dieta antes) y tu carácter.

Tu hijo puede satisfacer tanto el hambre como el apetito con comidas atractivas en la mesa y controlar lo que entra en su boca, lo que finalmente le llevará a una autorregulación saludable y una mejor ingesta.

EJERCICIO: Si comes siguiendo un horario fijo, posterga tu hora de comida dos horas. ¿Te sientes ansioso o cansado? Otro día, come mucho antes de lo habitual. ¿Qué se siente al comer cuando no tienes hambre? ¿Qué notas cuando miras la rutina de tu hijo, el horario de las comidas y su comportamiento?

¿Cómo afecta tu rutina (o la falta de ella) a la hora de las comidas a tu funcionamiento y a cómo te sientes durante el día? En otras palabras, ¿cuál es tu *temperamento en lo que se refiere a la comida y el apetito*? ¿Eres voraz por la mañana, o puedes saltarte el desayuno y sentirte bien hasta el almuerzo? Nosotras (Katja y Jenny), ambas, tenemos esposos que pueden pasarse todo el día sin comer, mientras que las dos, o bien comemos regularmente, ¡o nos ponemos de mal humor y con migraña! Si puedes saltarte las comidas cómodamente, puede resultarte difícil entender por qué tu hijo en edad preescolar se «funde» a media tarde, y puede ser más difícil aún para ti priorizar comidas y tentempiés. A veces utilizamos el término «oportunidad de comer», que hemos visto en diversas fuentes, en lugar de «comidas y tentempiés». Ese término subraya la idea de que las comidas y los tentempiés son oportunidades para que tu hijo sintonice su apetito y explore los alimentos, y para que tú conectes y observes sus reacciones y apetitos.

Los temperamentos disparejos son problemáticos, pero saber que algunas personas (posiblemente tu hijo) se sienten indispuestas cuando tienen hambre te ayuda a empatizar y priorizar las oportunidades de comer. Por otro lado, si realmente disfrutas y estás sintonizado con la comida, puedes sentirte confundida o herida si tu hijo no comparte ese disfrute. Puede que tengas que dejar de lado tus fantasías de hornear las galletas de la abuela juntos o de mezclarlas con sushi. Está bien lamentarse de que ahora mismo no esté sucediendo eso con tu hijo, pero busca otras cosas que te gustan y que puedas compartir.

EJERCICIO: Ve de compras cuando te sientas saciada y, en otra ocasión, cuando estés hambrienta. ¿Qué observas acerca de lo que parece atractivo y qué y cuánto compras? ¿Cómo se relaciona esto con la alimentación de tu hijo?

El picoteo mata el apetito

Sin una rutina estructurada, si tu hijo da sorbos y bocados durante todo el día *(picoteo)*, siempre tendrá un poco de comida, leche o Pediasure®[1] en su estómago. El picoteo mata el hambre; tu hijo puede que nunca sienta hambre o que la sensación de hambre en el estómago desaparezca cuando come.

Los padres pueden comunicar: «Mi hijo nunca tiene hambre», o: «A él no le importa la comida». Si bien es cierto que algunos niños están menos motivados por la comida, y otros tienen problemas médicos o gastrointestinales (reflujo, estreñimiento, dolor, problemas intestinales o estomacales), que confunden u obstaculizan el apetito, casi todos pueden aprender a reconocer el hambre. Esto es cierto incluso para la mayoría de los que hemos visto etiquetados como «crecimiento insuficiente» o con sondas de alimentación e historias complejas. Provistos de comidas y tentempiés regulares, los niños tienen la *oportunidad* de desarrollar el apetito, tal vez por primera vez, y es más probable que coman hasta sentirse saciados.

Comer hasta hartarse contrasta con «suavizar» el impacto del hambre al comer pequeñas cantidades, que es el patrón típico para los niños que picotean. Cuando el estómago está cómodamente lleno, se estimulan unos nervios especiales llamados receptores de estiramiento, y el cerebro y el cuerpo disminuyen las señales de hambre. Con el picoteo, tu hijo digiere pequeñas cantidades casi continuamente y puede que nunca experimente la sensación de estiramiento cómodo. Por otro lado, al-

---

1. Suplemento alimentario que, según afirman en su web, ayuda a completar la dieta diaria de niños a partir de un año cuya ingesta puede ser insuficiente. *(N. de la T.)*

gunos niños tienen una capacidad estomacal más pequeña por años de picoteo o alimentación por sonda, y un aumento inicial en el volumen puede causar molestias y, posiblemente, vómitos. No te sorprendas si el apetito de tu hijo aumenta lentamente, con el paso del tiempo. Recuerda nuestro análisis sobre la ingesta cuando decíamos que el apetito, la cantidad y el comer hasta sentirse lleno variarán de un niño a otro y de una comida a otra.

Rutina para el rescate

Si alguna vez has visto los programas de televisión *Supernanny o Nanny 911,* te habrás dado cuenta de que comienzan con la niñera elaborando un horario. Haya un niño o media docena, la rutina es la piedra angular de las transformaciones milagrosas que puedes ver en una hora de *reality* en la televisión. Si bien los milagros, en la vida real, no ocurren en una hora, la rutina ayuda al comportamiento, la ansiedad y el apetito.

La rutina ayuda a mejorar el comportamiento

Todos hemos visto o *tenido* a ese niño en plena crisis en público, o te has enfrentado al estallido del preadolescente que se va dando portazos. Los niños pueden perder el control cuando están desorientados: cansados, aburridos, acalorados o sobreestimulados o faltos de estimulación. Algunos niños también tienen dificultades con las transiciones. El hambre o un nivel bajo de azúcar en la sangre también pueden hacer que los niños se sientan «mal». Pero si tu hijo aún no está en contacto con sus señales de hambre, o no sabe cómo comunicar el hambre, se puede dar por sentado que sólo se trata de una cuestión de mal comportamiento. Las oportunidades de alimentación rutinarias que ofrecen grasas o proteínas e hidratos de carbono (más información sobre esta cuestión, más adelante) ayudan a mejorar el comportamiento al mantener estables los niveles de azúcar en la sangre del niño, reduciendo los picos y las caídas, y aumentando la atención y la energía en general. La rutina también ayuda a dormir mejor y más tiempo. Incluso una media hora extra de sueño puede mejorar el comportamiento y disminuir la hiperactividad.

La rutina ayuda a la ansiedad y el apetito

En general, a los niños lo que les va mejor es tener una rutina –si no la tienen, muestran signos de que la echan en falta–, dada la sensación inherente de estabilidad que proporciona. Muchos padres de niños con problemas sensoriales o de ansiedad saben que la rutina les ayuda a hacer frente a situaciones complicadas y a controlar sus emociones. Los niños comprenden mejor *qué se espera de ellos cuando ellos mismos saben qué esperar*. Las comidas que mantienen una rutina y son predecibles satisfacen la necesidad de estabilidad del niño y pueden fortalecer las conexiones emocionales. A la hora de la comida, tu hija podría hablar sobre lo que hizo ese día o lo que hará al día siguiente. En lugar de preocuparse por cuándo o dónde se harán las comidas y qué reglas hay que seguir, tener una estructura le permite redirigir su capacidad mental para fijarse, examinar o comer alimentos a los que no está habituada. Liberándola de la preocupación apoyamos su apetito.

Si el picoteo ha saciado el apetito de tu hija, estará menos interesada en lo que hay sobre la mesa. Como dice el refrán: «El hambre es el mejor cocinero» (o «El hambre es la mejor salsa»). Si tu hija llega a la mesa un poco hambrienta, la comida le resultará más atractiva. Asimismo, esperar *demasiado tiempo* entre las oportunidades de comer puede mermar el apetito tanto como el picoteo. Si tu hija llega a la mesa más allá de la hambruna, sus señales de apetito pueden desaparecer o ser difíciles de interpretar. ¿Alguna vez te has dado cuenta de que si no comes durante un tiempo y tienes hambre, es posible que no te sientas tú misma o que tengas dolor de cabeza, pero no necesariamente sentirás hambre?

La rutina hace que la montaña se convierta en un grano de arena

Alimentar a tu hijo con EPE puede ser como escalar una montaña sin llegar nunca a la cima. Cuando crees que casi la has alcanzado, aparece una nueva etapa de alimentación, o tu hijo se enferma, o tiene un mal día en la escuela, o no hizo la siesta que necesitaba, y sientes que estás perdiendo terreno. Con una rutina estructurada, los baches del camino no se conviertan en montañas. Tu hijo confía en que tendrá otra oportunidad de comer pronto, y que no comer bien en la cena por cualquier razón no es el fin del mundo, ni para ti ni para él. Puedes establecer la rutina de la hora de ir a dormir, sabiendo que podría comer un desayuno más copioso de lo habitual. Y después de un mal día en la escuela, tu hijo puede tomar una merienda o una cena predecibles para restaurar su equilibrio.

Transición a una rutina de sentarse en la mesa durante las comidas y los tentempiés

Esta sección explora las estrategias necesarias para hacer la transición y apoyar la rutina de comidas y tentempiés. La personalidad y la flexibilidad de tu hijo determinarán qué tipo de apoyo necesita y cuánto. Junto con estas estrategias están las *actividades de creación de rutina,* que hacemos para preparar a los niños para lo que viene después. Ten en cuenta que si las comidas y las meriendas son impredecibles, debes comenzar el fin de semana o cuando las cosas estén más tranquilas de lo normal. Al igual que con el entrenamiento para ir al baño o cambiarse a una cama grande, el tiempo extra al comienzo os da, a ti y a tu hijo, margen de maniobra si las cosas no salen tan bien al principio.

Tratar las comidas y los tentempiés de manera equitativa

Muchos padres ven las «comidas» y los «tentempiés» de manera diferente, en términos de lo que se ofrece y cómo se ofrece: los tentempiés consisten, casi siempre, en un solo alimento cuya función es que el niño aguante hasta la hora de comer. Pero la hora tradicional de la merienda (después de la escuela) puede ser cuando tu hijo tenga más hambre, y ofrecer opciones equilibradas y suficientes para que pueda comer hasta saciarse es ideal. La palabra «comida» también puede aumentar la ansiedad, si las comidas han estado marcadas por el conflicto. Pensar en comidas y tentempiés como cuatro o cinco *oportunidades diarias equivalentes para comer* abre la puerta al cambio.

Temas de reflexión: Escribe en tu diario las palabras «desayuno», «almuerzo», «comida», «merienda» y «cena». Asigna horarios aproximados de inicio y finalización según el horario de tu familia. ¿Los tiempos cambian en días diferentes? ¿Qué actividades o problemas te impiden seguir estos tiempos? (Más información sobre los tiempos en la sección «Flexibilidad en la rutina», más adelante, en este capítulo).

Rutina de apoyo

Algunos estudios sugieren que se tardan unas dos semanas para que un hábito nuevo arraigue. Con horarios apretados, se pueden tardar varias semanas antes de que sientas como algo natural tu rutina, e incluso la rutina más habitual puede vivirse de manera caótica. Simplifica allí donde puedas: en estos momentos, ¿tienes que ser voluntario en Meals on Wheels? ¿Tu hijo necesita practicar dos deportes? Una madre que conocemos limita a cada uno de sus tres hijos a una actividad extracurricular a la vez y hace que las comidas familiares sean la prioridad, al menos tan importante como tocar un instrumento. Aprender a comer es una habilidad para la vida digna del compromiso. Tómate tu tiempo estableciendo una rutina; al principio, has de suponer que la vivirás como un reto. Incluso si, personalmente, te sientes restringida por las rutinas, ten en cuenta que estructurar es fundamental para alcanzar el éxito. La flexibilidad, abordada más adelante, es posible dentro de una estructura general coherente. Para apoyar la rutina:

- Usa pausas naturales en el día de tu niño para implantar el tiempo de la merienda: después de una siesta o de la escuela, o antes de kárate.
- Explora las aplicaciones del calendario familiar o consigue un calendario de tamaño grande para la pared o el escritorio para el seguimiento de las actividades y para el menú general. Esto ayudará a evitar el conflicto de «¿qué hay para cenar?», que entorpece la ru-

120

tina (podrás encontrar consejos para planificar las comidas en el capítulo 7).

♦ Prueba con una pizarra para escribir el menú con tiza y planificar la rutina. Los niños pueden decorarlo para que parezca un menú elegante de restaurante, y puedes borrarlo y ajustarlo fácilmente.

♦ Proyecta alrededor de dos o tres horas entre las oportunidades de comer para los niños más pequeños, o alrededor de tres a cuatro horas para los niños a partir de preescolar o más mayores.

♦ En días muy ocupados, piensa creativamente en la sincronización. Katja solía recoger a su hija de preescolar y se sentaban en el automóvil aparcado y comían; si su hija comía en un automóvil en movimiento, estaba distraída y no comía hasta saciarse, pero el camino a casa era demasiado largo para esperar. Es posible que te resulte útil pasar por un parque y comer, o ir al restaurante en lugar de usar el autocine.

♦ Compra una bolsa aislante y una bolsa de hielo para transportar refrigerios y mantener las cosas frescas.

♦ Si tu hija toma medicamentos, suplementos o vitaminas, y eres competente para dárselos, esta rutina puede apoyar una rutina de horas de comer: planifica las comidas para que coincidan.

Minimizar las distracciones

Con poco apetito, las distracciones (en sus diversas formas) son, casi siempre, más interesantes que la comida. Minimiza las distracciones para apoyar la rutina: cambia la disposición de los asientos (para que el hermano pequeño no pueda golpear a tu hijo con EPE), retira las mascotas durante las comidas y pide a los demás que dejen los aparatos y lean en otra habitación. El capítulo 8 aborda cómo desenganchar a tu familia de cualquier distracción de la que puedan haber llegado a depender.

Gestionar transiciones

Si tu hijo es sensible, ansioso o muy activo y le gusta pensar que las cosas son idea suya, o necesita sentir que tiene el control, puede tener problemas con las transiciones. Si es lo suficientemente mayor, háblale sobre su nueva rutina para que sepa a qué atenerse; podrías decir algo así como:

«Queremos pasárnoslo lo mejor posible en la mesa, así que estamos haciendo las cosas de manera un poco diferente. Todos iremos a comer a la mesa y ya os avisaremos cuando sea el momento de prepararse». Mary, cuyo hijo estaba trabajando su ansiedad con el terapeuta, descubrió que la ayuda específica en torno a las transiciones apoyaba tremendamente la rutina y el apetito; por ejemplo: «En cinco minutos, dejaremos lo que estamos haciendo y tomaremos un tentempié (guarda los juguetes, lávate las manos)». O: «En cinco minutos, nos lavaremos las manos mientras tú pones las servilletas y los cubiertos».

Puedes descubrir que la música relajante prepara a tu hijo para las comidas. Para los niños con problemas de integración sensorial, la terapeuta de alimentación Suzanne Evans Morris recomienda la música Hemi-Sync (sincronización hemisférica) con patrones de audio que promueven la sincronización de las ondas cerebrales. «Los niños y los adultos –escribe– a menudo se vuelven menos ansiosos y más abiertos a nuevas posibilidades cuando escuchan grabaciones que contienen Hemi-Sync» (Morris, 2002, 2). En su documento «User's Guide: Hemi-Sync for Learning and Stress Reduction» («Guía del usuario: Hemi-Sync para el aprendizaje y la reducción del estrés»), Morris recomienda grabaciones particulares que aumentan la atención y profundizan en la relajación.

Si tu hijo tiene dificultades para comprometerse con las actividades o viene a la mesa directamente después de dormir, es posible que tenga que alertar a su cuerpo de que es hora de comer. Planifica actividades muy enérgicas, como saltos de trampolín o una sesión de cosquillas rápida antes de las comidas para «que puedan explayarse a gusto» y, de esta manera, estar atento a lo que hay en la mesa.

Involucrar a tu hija en la preparación adecuada de la comida y la mesa la mantiene ocupada y la hace sentirse capaz, importante y parte de la familia, ¡y ayuda! Podrías decir: «¡Necesito tu ayuda para lavar las patatas, lo haces tan bien!». Los niños que ayudan a preparar la comida *tienen más probabilidades* de probarla, aunque no hay ninguna garantía. En general, hay que observar que lo positivo funciona mejor que los recordatorios severos, pero una palabra de advertencia es necesaria: evita comentarios positivos sobre *qué* o *cuánto* come tu hijo. En lugar de eso, di: «**Me gusta cómo estás guardando tus juguetes**». O: «**¡Buen trabajo encontrar tu delantal!**».

Si tu hijo necesita más tiempo de transición o recordatorios, busca lo que a ti te funcione. Una canción de colegio para recoger los juguetes, por ejemplo, hace más fácil la rutina a través del ritual y la música, mientras que un gráfico en la pared recuerda a los alumnos visuales lo que va a continuación. Intenta imprimir fotos de tu hijo haciendo diferentes tareas y haz un cronograma; algunos niños tienen una sensación de ser muy habilidosos cuando enganchan con velcro las tarjetas de las tareas en la columna de lo «hecho». Los niños que no son tan pequeños se sienten «más mayores» y respetados si ayudan a hacer el cronograma: por ejemplo, pueden elegir si los deberes son para antes o después de la cena. ¡A los adolescentes que usan tecnología puede que una agenda electrónica les resulte más útil (al ofrecerles mayor control) que los recordatorios de mamá o papá!

Al considerar cuándo y por qué tu rutina se desmorona, puede que al final te des cuenta de que no hay mayor obstáculo para sacar del horno los *chips* de boniato que el niño que no deja de dar la lata. Si no estás preparada, puede que sea muy grande la tentación de permitir que tu hijo, para que no ande por en medio, se coma unas cuantas galletitas saladas, que le quitarán de cuajo el apetito (ten en cuenta que esto difiere del «tentempié» del que se habla más adelante, en este capítulo). Aquí hay algunas ideas para mantener a los niños ocupados mientras llevas la comida a la mesa:

- ◆ Que hagan los deberes en la mesa de la cocina mientras preparas la comida: ellos pueden pedirte ayuda y tú tienes compañía.
- ◆ Dales trabajo: poner la mesa, dar de comer al perro o vaciar el lavavajillas. Los hijos de Jenny saben que cuando llegan a casa, mamá comienza a hacer la cena y ellos vacían el lavavajillas. Los niños muy pequeños pueden ordenar tazas o poner servilletas o cucharas.
- ◆ Los niños pequeños pueden disfrutar de un cajón o estante con tápers u ollas para jugar.
- ◆ Pon en un recipiente poco profundo avena seca o arroz y deja que los niños lo saquen, lo pesen y jueguen.

- Prepara una caja de juguetes especiales, materiales de arte, juegos o libros de actividades para usar mientras preparas la comida.
- Utiliza el «tiempo» que pasan delante de la pantalla (si tu familia lo permite) a tu favor, es decir, que los videojuegos o dibujos animados sean quince minutos antes de la cena.

Al principio, las rutinas nuevas y las transiciones requieren tiempo y esfuerzo por tu parte, pero a medida que todos se acostumbren a la estructura previsible, te darás cuenta de que ha valido la pena porque el conflicto, el lloriqueo y la incertidumbre disminuyen.

Flexibilidad en la rutina

Algunos padres se irritan ante la idea de la rutina, en particular los padres que son tranquilos o que tienen un temperamento que les permite, cómodamente, saltarse las comidas. Pero las rutinas pueden ser flexibles y deben funcionar para tu familia, y no al revés. Si se tiene en mente el marco de tiempo general y la idea de «oportunidades de comer», puede disminuir el resentimiento hacia el reloj. Es posible que tengas varias rutinas diferentes: una para los fines de semana para dormir; otra para las noches de fútbol sala o para cuando trabajas tarde; otra para anticipar cambios, como vacaciones, y así sucesivamente.

En general, es conveniente servir comida cada dos o tres horas a los niños de guardería y menores, y cada tres o cuatro horas a los niños mayores. No es necesario que despiertes a un niño dormido para darle de comer u ofrezcas un tentempié a media mañana si el desayuno y la comida están lo suficientemente cerca el uno del otro. Mantener el rango de tiempo en mente es la clave. Al principio, trata de tener una rutina lo más regular posible e introduce flexibilidad a medida que todos la dominen. (Para los niños que se desconectan de las sondas de alimentación, su dietista debe ayudarles con el programa para optimizar el apetito y la nutrición). Aquí hay algunos consejos para hacer que las rutinas sean flexibles:

- Si tu hijo llega a casa muerto de hambre después del colegio o de la guardería, dale entonces de «cenar». Sirve en la mesa una combinación equilibrada de alimentos y prepara una nueva oportunidad para comer al cabo de dos o cuatro horas; si el papá o la mamá trabajan hasta tarde, entonces, puede disfrutar más de su cena comiendo todos juntos.

◆ Cambia el horario de la cena o el tentempié en una media hora. No es necesario que le digas a tu hijo lo que estás haciendo o por qué; sólo hazlo.

◆ Si tu hijo está invitado a una tarde de juegos con el bufé de carbohidratos habitual y no es la hora de la comida ni de la merienda, tienes opciones. Si eres nuevo en el programa PASOS+ y quieres seguir con la rutina, por el momento, puedes saltarte la tarde juegos, *o* planificar las tardes de juegos en horas de comida, *o* reconocer que la tarde de juegos ocasional donde tu hijo come y arruina su apetito está bien. Es posible que no coma mucho la próxima vez que se siente a la mesa, pero la rutina significa que tendrá otra oportunidad en unas pocas horas.

◆ En días especiales, déjale que se lo salte: viernes por la noche con los abuelos, pícnics escolares o galletas después de un servicio religioso.

A veces, los niños *tienen* mucha hambre, pero la cena no está preparada, o llegas tarde a casa, o la merienda tuvo lugar en algún sitio en el que había demasiadas distracciones. Si no quieres o no puedes ajustar la hora de la comida, ofrécele un tentempié. A diferencia de la merienda planificada en la que tu hijo come hasta que está lleno, en este caso se trata de una pequeña cantidad de alimento para calmarle el hambre hasta que sea la hora de la comida. Pueden ser guisantes hervidos, pepino cortado, algunas galletas saladas o cualquier cantidad de un alimento seguro. Si ha habido mucho estrés durante las comidas, ese momento del tentempié puede constituir para él un espacio más seguro para poder expandirse, en el que muy bien podrías incorporar un nuevo alimento. Está bien servir un tentempié en otro lugar que no sea la mesa habitual de las comidas (podría ser en una mesa para niños o una mesita de café). Aquí tienes algunos ejemplos de frases para intentar introducir la idea del tentempié:

«¿Quieres unos cuantos guisantes o zanahorias a la jardinera[2] de tentempié?».

«Aquí tienes un tentempié –nos quedaremos con algo de hambre para la cena».

«Coge un bol pequeño de galletas saladas; cenaremos pronto».

«Aquí tienes unas uvas; y, después, ¿puedes ayudar a poner la mesa?».

Cuando tu hijo prueba la rutina

Al igual que con cualquier cambio, los niños pueden resistirse (algunos más que otros) poniéndote a prueba para ver si planeas seguir con el cambio. Pueden probar hasta dónde pueden superar los límites al resistirse a sentarse en la mesa, no comer nada o tener un mal comportamiento. Sé clara acerca de tus expectativas, diciendo, por ejemplo: **«Nos sentamos juntos a cenar. Sé que no siempre hemos hecho esto, pero estamos empezando esta noche»**. O: **«Nos gusta tu compañía a la hora de la cena. Siéntate con nosotros durante unos minutos y cuéntanos qué tal te ha ido el día. No tienes que comer nada que no quieras»**.

Si tu hijo no viene a sentarse a la mesa, piensa en si no se sentirá todavía ansioso: ¿estás discutiendo sobre los modales, las comidas preparadas, alabándolo por sus bocados o insistiendo para que se tome el batido? Los niños evitan una mesa con presión. Algunos padres buscan el éxito usando un temporizador de cocina, diciendo algo como: **«No tienes que comer nada, pero nos encanta tu compañía». ¿Puedes configurar este temporizador durante cinco minutos? Cuando se acabe el tiempo, puedes quedarte o puedes ir y jugar tranquilamente para que podamos terminar nuestra cena»**. Haz que la conversación sea agradable, ten un lugar preparado para que se siente tu hijo, evita la presión y deja que se vaya si lo desea cuando finalicen los cinco minutos. Hemos observado que si la mesa es un lugar agradable, rápidamente querrá que-

---

2. «¡Ojo!», podrías pensar: «¿No es *mi trabajo* decidir qué come?». Con el tiempo, puedes permitir que tu hija tome algunas decisiones sobre lo que se ofrece en las comidas y los tentempiés, ya que está capacitada. (Más información, en el capítulo 7).

darse e incluso comenzará a comer. Limitar el tiempo inicialmente puede tranquilizar a un niño ansioso.

Cuando no quiere comer nada

En ocasiones anteriores, cuando tu hijo se negaba a comer durante las comidas, seguramente le habías permitido ir buscar sus alimentos favoritos sólo para que comiera *algo*. Con tu nueva rutina y el resto de los PASOS –y donde la oportunidad de comer está libre de presión e incluye al menos una opción segura–, no le permitirás levantarse y coger galletas. Tienes que estar preparado para que tu hijo lo pruebe, en todo caso, sin comer demasiado durante una comida o dos para ver si puede esperar y conseguir lo que quiere.

Para ayudar a preservar tu cordura y facilitar a tu hijo la rutina, es posible que al principio le proporciones dos alimentos que pueda comer y, más adelante, sólo uno, a medida que aprenda la rutina. Trata de no preocuparte por cada hora de comida, pero busca el cambio durante un día o una semana. Si tu hijo no come *nada* durante más de unas pocas comidas seguidas *y* estás ofreciéndole opciones seguras, comunícate con el equipo de atención médica de tu hijo.

Aplica las ideas anteriores cuando tu hijo no coma a la hora de las comidas, pero si elige no comer y regresa poco después de la comida para pedir su alimento favorito, recuérdale con calma la nueva rutina. Podrías decir: **«La comida ha terminado. Para la merienda es pronto; vamos a jugar a algo».** O: **«Lo siento, cariño; la cena ha terminado. Es la hora del baño; escoge un libro para después».**

Si está acostumbrado a conseguir comida cuando quiere y sabe que te preocupas, éste será uno de los hábitos más difíciles de cambiar. Aceptar una nueva rutina, por lo general, tarda de unos días a una semana, pero si te mantienes firme, se dará cuenta de que habrá una posibilidad de comer, incluso una comida segura, cada dos o cuatro horas (dependiendo de su edad), y lo hará. Estará menos motivado para resistir y ponerte a prueba. La rutina es tu red de seguridad.

Si prevés que tu hijo se negará a comer, puedes servir la cena antes para que haya tiempo suficiente de tomar un refrigerio antes de acostarse. Ellyn Satter llama a esto el «bocadillo de rescate», un nombre apropiado.

Si a tu hijo se le ofrecen alimentos aceptados antes de acostarse, te sentirás más cómoda al dejarle comer menos durante la cena y es menos probable que le permitas elegir alimentos diferentes de los que le ofreciste.

Si la comida es muy tensa o si tu hijo está muy ansioso, comienza con un refrigerio fácil para irse a la cama, tal vez incluso un caramelo o un dulce pequeño (*véase* el capítulo 7). Cuando las comidas eran muy estresantes para una familia, Jenny les sugirió que le dieran cereales en una taza sentado en un puf mientras le leían cuentos para dormir, para ayudar al niño a sentirse seguro mientras come algo. El padre compartió: «Lo hicimos desde el principio, mientras Corbin aprendía a alimentarse por sí mismo y tenía menos miedo a la comida; le ayudó a darse cuenta de que se puede esperar la comida y disfrutarla».

¿Qué pasa si mi hijo no puede sentarse?

Algunos niños pasean o juegan durante las comidas. Puede que incluso hayas sido tú quien lo haya alentado, como una forma de «conseguir que coma más», pero al igual que otras distracciones, pasear disminuye el consumo en general. Muchas madres comparten esta frustración: «Se irá de la mesa diciendo que ya terminó y, cuando quite su plato, gritará para que se lo deje. Luego se sentará allí empujando la comida alrededor del plato pero no comerá».

Hazle una advertencia, tipo: **«Si te vas de la mesa otra vez, eso quiere decir que has terminado y quitaré tu plato».** Cuando se vaya, quita el plato. Si luego lo quiere, recuérdale con calma las nuevas expectativas. Por lo general, tu hijo sólo necesita unas cuantas veces para comprender las nuevas reglas. Si, alguna vez, cometes un desliz y vuelves a poner el plato, no es el fin del mundo, pero podría confundir a tu hijo, y él podría presionar más la próxima vez. Si no come nada, recuerda la opción del tentempié a la hora de acostarse de la que hablamos anteriormente.

Si crees que tu hijo no puede sentarse porque está inquieto o necesita más movimiento, planifica las actividades físicas durante el día o antes de la hora de la comida, mini trampolín, juegos de Wii, etc. Asegúrate de que su asiento tenga un reposapiés fuerte, ya que los pies colgando distraen. Los *buscadores sensoriales* pueden tener dificultades para permanecer sentados; un chico con el que trabajaba Jenny se ponía de pie y comía tan a gusto en la mesa mientras saltaba de puntillas. También puedes colocar un cojín sensorial inflable en su asiento para que la entrada de más información le ayude a concentrarse.

> **Temas de reflexión:** Si te sientes enfadado o forzado a una lucha de poder, haz una pausa antes de reaccionar. ¿Tu hijo está superando los límites de la rutina o está asumiendo tu trabajo de decidir qué alimentos se sirven? ¿O su comportamiento es parte de su realidad sensorial o necesidad de previsibilidad? ¿Puedes acomodarte a sus necesidades, a medida que pasa a la nueva forma de comer, como la madre que disfrutaba las comidas con su hijo, de pie, en la mesa?

No sentarse es habitual, sobre todo si sintonizar el apetito es algo nuevo. Confía en tu instinto. Una madre compartió que su hijo de cuatro años, que picoteaba y nunca pedía comida, comía con ganas una pequeña cantidad al comienzo de la cena, y luego decía que había terminado. La madre no le presionó para que comiera y le permitió jugar tranquilamente a su lado mientras ella y su marido comían. Ocasionalmente, mientras pasaban a la rutina, él regresaba y comía más, y su madre se preguntó si eso estaba bien. Sintió que le estaba ayudando a sintonizar señales de hambre y saciedad ya que estaba comiendo más cuando estaba en la mesa y, lo que es más importante, todos estaban más felices y menos estresados.

Algunos expertos habrían dicho que era mejor que no le dejaran volver a la mesa; entonces, él tendría una rabieta y ya está. Eso funciona para muchas familias y, con frecuencia, es un consejo que hemos dado, dependiendo de la situación. Sin embargo, si tu hijo no está desestabilizando, y tu motivación para permitirle jugar no es tratar de conseguir dos bocados más, puedes usar este tiempo para observarle y escuchar su cuerpo mientras aprende qué cantidad debe comer para sentirse satisfecho. Éste es, casi siempre, un paso de transición en el camino para conseguir que permanezca sentado durante toda una comida, especialmente si las comidas han sido estresantes. Puede aprender a distinguir la diferencia entre el proceso de sintonización y el juego de poder.

Cuando tu hija actúa en las comidas

Aunque el comportamiento a la hora de comer suele mejorar con el programa PASOS+, es posible que tu hija –al igual que otros cambios en su vida–, lo rechace actuando. La personalidad y el carácter de tu hija juegan un papel importante en su reacción. Si actúa, empieza por preguntarte cómo manejarías las cosas si no estuviera en la mesa. Utiliza técnicas que funcionen para ti. Si los tiempos de espera funcionan bien en otros momentos, úsalos en las oportunidades de comer. Si las advertencias funcionan mejor, úsalas. Si estás luchando por encontrar una manera de ayudar a tu hija a lidiar con las emociones importantes o comportamientos, busca ayuda. Aquí hay algunas ideas sobre qué decir si necesita un descanso de la mesa para calmarse.

> **«Queremos pasar un buen momento en la comida, pero no es agradable cuando estás gritando (pateando, tirando comida, etc.). Puedes volver cuando puedas ser agradable».**
> **«Nos iremos a tu habitación para hacer un descanso y regresaremos cuando estés preparada».**
> **«Cuando estés lista para estar con nosotros otra vez, te estaremos esperando con los brazos abiertos».** (Dawn Friedman, escritora y terapeuta familiar, en su blog Building Family Counseling).

Si no regresa durante la comida, la rutina significa que puedes mantenerte firme y no darle alimentos diez minutos después de que la mesa esté limpia.

Mientras que la mayoría de los niños sienten alivio y mejoran cuando ya no son el foco de atención durante la hora de la comida, otros pueden sufrir esa pérdida de atención, aunque fuera, en su mayoría, negativa. Cuando dejas de merodear e incitar a dar bocados, tu hija puede actuar o retroceder en otras áreas, como ir al baño o irse a la cama. Si una gran parte de la identidad de tu hija es ser la comedora «melindrosa», tendrá que averiguar quién es aparte de eso. Puedes ayudarle a superar su pérdida si te das cuenta de que está sucediendo. Haz un rompecabezas con ella o coloread juntas antes o después de las comidas, o ved vídeos divertidos de animales: ríete, diviértete y ayúdale a conocerse a sí misma sin que hayan alimentos en la ecuación.

La rutina llegó para quedarse

Si sigues con estos cambios y te aseguras de que las demás personas de la mesa (hermanos, abuelos…) estén al tanto de ellos, tu hijo se dará cuenta de que la rutina llegó para quedarse. Esto no significa que te conviertas en un sargento de instrucción; más bien al contrario, tus explicaciones coherentes, sencillas y tranquilas de qué va a suceder y cuándo, le ayudarán a adaptarse: como ya dijimos anteriormente, los niños consiguen mejores resultados cuando saben qué esperar. Después de una semana o más de oportunidades sin presión para ver cómo funciona todo, las cosas deberían comenzar a asentarse. Incluso los preadolescentes, que no están acostumbrados a las comidas familiares, finalmente, esperan ese momento de compartir todos juntos si se trata de unión y respeto. Al principio pueden enojarse, o quejarse de que las cenas familiares son «inútiles», ¡pero no dejes que te convenzan para que no las hagas!

Cuando la estructura no es realmente una estructura

Nathan, de cuatro años, comía menos de diez alimentos, no había «respondido» a doce meses de terapias conductuales y sensoriales y, por peso, estaba en el primer percentil (el 5 por 100 más bajo). Su mamá, Elise, creía que tenía una rutina establecida, y ella y Nathan, todos los días, seguían *un ritmo*. Sin embargo, al anotar cuándo empiezan y acaban las comidas afloró lo que suele ser un problema habitual:

> **6:30-7:00 h:** Toma de leche con vaso de aprendizaje (con boquilla); a Nathan le gusta acurrucarse en la cama con su madre, su padre y su hermanita pequeña, a la que entonces le toca biberón.
> **8.00-9:15 h:** En la mesa para el desayuno.
> **10.00-11:30 h:** Almuerzo (galletas mientras pasea alrededor).
> **12.00-13:30 h:** Comida.
> **15.00-16.00 h:** Merienda (galletas mientras juega).
> **17.00-18.45 h:** Cena.

¿Lo has adivinado? Pasaron demasiado tiempo (seis horas al día) en la mesa o con comida, con la esperanza de que Nathan comiera un poco más. Con una hora o menos entre las oportunidades de comer y un poco de algo en su estómago durante la mayor parte del día, no tenía ninguna posibilidad de desarrollar el apetito. La «rutina» *se convirtió en picoteo.* Este patrón es muy común, pero está lleno de oportunidades para progresar, comenzando con el vasito para sorber de la mañana. Muchas familias que dependen de los suplementos o de la leche para la nutrición, a menudo, lo primero que dan por la mañana es un vasito de leche con pajita o un biberón con un abrazo. Cuando se les dice que «se deshagan» del biberón o el vaso de aprendizaje si es un niño mayor, los padres informan que los niños se deprimen porque su ingesta disminuye drásticamente. Para eliminar gradualmente el sorbo o el biberón mientras se mantiene el apetito, considera estas sugerencias:

- Continúa con el abrazo o el tiempo especial, y trae la leche o el biberón a las comidas de rutina. Di: «**Me encanta nuestro abrazo matutino, y ahora que tienes cuatro años, nos acurrucaremos y leeremos, y nos tomaremos la leche en el desayuno**».
- Aprovecha las oportunidades naturales para el cambio, como una nueva cuidadora o comenzar a ir a la guardería. Di: «**Comenzarás el primer grado al final del verano. Practiquemos ser un niño de primer grado y tomemos la leche con el desayuno. Leamos juntos por la mañana**».

Muchas familias se sorprenden gratamente de que, al cabo de unos días, los niños están ya acostumbrados a la nueva rutina: están apegados a la hora del abrazo, ¡no a tomar la leche tan pronto! Ayuda al apetito y a las necesidades emocionales del niño incorporar la toma de leche con el vasito de aprendizaje o el biberón en la rutina propia del niño, e ir eliminándolo gradualmente en lugar de hacerlo de forma súbita.

Estos cambios ayudaron a Nathan y su familia a seguir el camino. Otro consejo para optimizar el apetito es establecer un límite de tiempo aproximado para las comidas y los tentempiés. Teóricamente, Nathan necesita al menos dos horas entre el final de una oportunidad de comer y el comienzo de la siguiente. A los pocos días de que mamá redujera el tiempo en la mesa y eliminara la presión, Nathan comió un desayuno más copioso de lo habitual e incluso dijo ¡«Tengo hambre», por primera vez!

Por lo general, sugerimos un límite máximo de unos treinta a cuarenta minutos para las comidas, y de veinte a treinta minutos para los tentempiés. A veces, los niños están ansiosos por terminar las comidas. Tener algo que esperar, por lo general, ayuda. Al limitar la hora de la comida, podrías decir algo como: **«En unos cinco minutos vamos a jugar con Legos (o dibujar, o escuchar música)»**. O: **«En diez minutos nos prepararemos para ir a la cama, ¡tu nuevo libro te está esperando!»**.

El apetito asustadizo

Aprender a sintonizar con el hambre es una habilidad de desarrollo. Si tu hija va rezagada en esta habilidad, le tomará su tiempo averiguar si tiene hambre o cómo se siente esa sensación. Por la razón que sea, puede que nunca haya tenido esa oportunidad, o bien puede haber estado confundida por otras sensaciones, como el dolor por reflujo actual o pasado. Las señales tempranas del apetito pueden ser caprichosas e inseguras, y cualquier presión puede hacer que desaparezcan. Cuando los padres reflexionan sobre las rutinas y limitan el tiempo en la mesa, a menudo escuchamos: «¿Qué debo hacer si alguna vez dice que tiene hambre, pero no es hora de comer? No puedo imaginarme no darle comida si me la pide».

Una vez, Skye van Zetten, blogueando en Mealtime Hostage, compartió su enfoque con su hijo, TJ, que tiene ansiedad por los alimentos y EPE. Una mañana, en el supermercado, quería probar una fresa (la primera vez que pidió probar un alimento). Skye abrió tranquilamente el paquete y se la dio. ¡La probó y le gustó! Aunque no era el «momento» para comer, expresó interés (mostrando motivación interna) y no estaba siendo manipulador, es decir, mamá no sentía que intentara salir de sus comidas habituales. Además, TJ tenía un historial de enojarse fácilmente y perder completamente el apetito. Por lo general, Skye seguía la rutina, lo que ayudaba, pero pensaba que, en este caso, había elegido bien. En resumidas cuentas, puedes confiar en tus instintos y en lo que sabes acerca de tu hijo. No te preocupes si aún no confías completamente en tus instintos. El enfoque PASOS+ te ayudará a observar cómo reacciona tu hijo y a ganar confianza en tu capacidad para anticiparte a sus necesidades y responder de manera solidaria.

Una rutina coherente pero flexible, con comidas y tentempiés como oportunidades de comida equivalentes, ofrecidos sin presión, te proporciona a ti, a tu hijo y a tu familia la estructura y estabilidad necesarias. Con la rutina, ayudas a tu hijo a disminuir la ansiedad y aumentar el apetito. Apoyará su motivación interna para aprender a comer más alimentos mientras disfrutas de la flexibilidad suficiente para responder de una manera amorosa que satisfaga tu necesidad de nutrir. (¡Tus necesidades también importan!).

En el próximo capítulo hablaremos sobre el paso 3: disfrutar las comidas familiares. Aprenderás por dónde empezar y cómo hacer que tu mesa sea un lugar acogedor, incluso para los apetitos más asustadizos.

CAPÍTULO 6

Paso 3:
Disfrutar las comidas familiares

Varios estudios (incluido Andaya *et al.*, 2011) se han dado cuenta de que las comidas en familia (incluidos desayuno, comida y cena) predicen el éxito en la vida y están relacionados con una mejor nutrición, un peso más estable y un riesgo menor de desarrollar trastornos alimentarios. Las comidas en familia son un momento para transmitir historias familiares, tradiciones y cultura; y para reír y pasar un rato agradable con los niños, lejos del trabajo, de los quehaceres hogareños y de otras distracciones. La comida en familia se convierte en un ancla segura para las familias.

Hacer de las comidas familiares una prioridad es difícil, además de lidiar con las actividades extraescolares, los largos días de trabajo, el tiempo para hacer compras, etc., puede que no sepas cómo preparar comidas rápidas, equilibradas y sabrosas. De acuerdo con la encuesta Gallup 2013, sólo la mitad de los estadounidenses se sientan, habitualmente, a comer en familia. En un estudio, el 40 por 100 de los padres preparaba comidas diferentes para los niños de primaria (Fulkerson *et al.*, 2008), un porcentaje que, predecimos, sería aún mayor para familias afectadas por la alimentación selectiva extrema. Los padres renuncian a las comidas en familia si todos son, generalmente, más felices sin ellas.

Con frecuencia, escuchamos que la cena suele ser la comida más complicada. A menudo se sirven alimentos difíciles de digerir, y los deberes, la fatiga y la hora de acostarse se avecinan. Pero la cena puede ir de la peor a uno de los mejores momentos del día. Un proverbio africano dice: «Cuando la música cambia, cambia también el baile». Este capítulo trata acerca de cambiar la música. Si las comidas son un lugar de contacto y alegría, el esfuerzo vale la pena y es viable. Aquí encontrarás una mezcla heterogénea de ideas para iniciarte en el bienestar de las cenas familiares: de qué hablar, cómo tener maneras en la mesa, dónde, cómo servir las comidas, y mucho más.

¿Qué es una comida familiar?

Los padres llegan a la mesa con ideas acerca de qué son las comidas familiares o de cómo deberían ser. Muchos adultos no comieron nunca con sus padres y no se pueden imaginar una comida familiar placentera. Un padre compartió que sus comidas familiares eran sombrías. Él deseaba más diversión con sus hijos y por eso se resistía a comer juntos alrededor de la mesa.

> **Temas de reflexión:** ¿Qué recuerdas de tus comidas cuando eras pequeño? ¿Cuántos de tus recuerdos son *sobre comida*? Imagina la comida ideal con *tus* hijos. ¿Cómo es?

Una comida familiar es, en su forma más elemental, los miembros de una familia (con uno o más adultos cariñosos) sentados con los niños y comiendo al mismo tiempo, la misma comida, sin distracciones significativas. Las «comidas familiares» incluyen desayunos, comidas, cenas, *y* tentempiés. Sentarse con tu hija con una taza de café o té mientras ella se come su tentempié puede convertir el momento de la merienda en una comida familiar. Lo ideal es, y especialmente al inicio, convertir cada oportunidad de comer en casa en una comida familiar; una oportunidad para conectarse y un modelo en torno a la alimentación. *Tú* eres lo más importante en la mesa, no las verduras. Los estudios sugieren que una gran parte de lo que ayuda a los niños pequeños a aprender lo que es bueno para comer es imitando lo que comen los adultos en los que confían. Libre de tener que negociar o imponer bocados, o de dar porciones mínimas, tú también puedes disfrutar de las comidas familiares. Tal como dijo una mamá: «¡Ya no tengo más ataques de ansiedad antes de la cena!». Una vez sentada a la mesa, tu papel es el de crear un ambiente agradable y:

◆ Usar buenos modales: «Por favor», «Gracias» o «No, gracias».
◆ Disfrutar de las comidas que te gusten. Habla de forma positiva o de manera neutral de cualquier alimento al que te refieras. Acuérdate de la frase «No hagas ascos a lo que a mí me gusta». No aparentes que una comida te encanta cuando no es así. No digas «¡Puaj!» ni tampoco «Asqueroso». Tú también puedes decir «No, gracias».
◆ Dejar los temas de conversación difíciles o las discusiones para otro momento o lugar.
◆ Escoger tus batallas. Olvida por el momento los malos modales o el hecho de que coma con la boca abierta.
◆ Disfrutar de los momentos lúdicos, siempre y cuando las tonterías no se usen como distracción para conseguir traer más comida.

A tu hijo, acostumbrado a ser el foco de atención en las comidas, se le debe permitir ser sólo un comensal más. Una persona que tenía hábitos alimentarios selectivos, buscando ayuda para mejorar la forma de comer de su hija, describió su experiencia de este modo: «Puedo precisar exactamente cuál fue la comida con la que todo cambió. Yo tenía diez años. Mis padres se habían rendido y, por un período de tiempo, se habían desinteresado por lo que comía, no había enfados ni sobornos ni discusiones. A mí me sirvieron la misma comida sencilla y aburrida de siempre mientras que mis padres degustaban una rica comida china. Me acuerdo de los buenos olores y de haber pensado: "Eso parece mucho más apetitoso que lo mío". Así que probé y me gustaron algunas cosas. Al final del verano, estaba comiendo diez veces más alimentos que antes».

Esta historia ilustra la importancia de permitir a un niño ser parte de la comida familiar (y no el centro), sin presión, de modo tal que la motivación interna («¡Quiero probar algo!») y la curiosidad tengan espacio para crecer. Los padres de este antiguo comensal selectivo renunciaron a hacerle comer, ¡pero no le excluyeron de las comidas familiares!

Cambio de imagen en la mesa familiar

Si la mesa es un lugar estresante, «un cambio de imagen» es síntoma de que las cosas serán diferentes. Esto puede implicar que haya platos nuevos, o manteles individuales, o que tu hija haga un centro de mesa, incluso trasladarse a una mesa diferente o colgar cortinas nuevas. Si a papá le molesta que Lucy coma con la boca abierta, o que mamá se esté peleando con Max acerca de sus modales, que se cambien de sitio: que papá se siente al lado y no delante de Lucy, y que mamá haga lo mismo con Max. Si tu hija está sentada en una trona con bandeja, si se puede, quita la bandeja; nada expresa más que «formo parte de la comida familiar» que estar colocada directamente en la mesa.

Considera los obstáculos
¿Cuáles son algunos de los obstáculos que impiden que las comidas familiares puedan realizarse? Piensa en maneras creativas de evitarlos. Por ejemplo:

- Las mesas altas y los taburetes como los que hay en las barras de los bares: reemplazarlos con mesas y sillas de altura estándar.
- Si no tienes lavavajillas: usa platos de plástico o de papel.
- Mesa pequeña: coloca los cuencos para servir en una mesita de juegos, el soporte de la televisión o una estantería cercana. Utiliza cuencos pequeños para servir y vuelve a llenarlos.
- No tienes mesa en la cocina: añade taburetes a la isla de la cocina, de modo que podáis comer juntos, haz espacio para una mesa de

cocina, o convierte un armario empotrado en un espacio de oficina, para así liberar la mesa del comedor.

- Moqueta o el miedo a la suciedad: quita las alfombras de las áreas destinadas a comer o cúbrelas con una lona de plástico o una alfombra vieja. La suciedad es inevitable. Ten a mano una aspiradora pequeña para limpiar.

Si la mesa provoca ansiedad, podrías empezar haciendo pícnics alrededor de la mesita de café, o poniendo mantas en el suelo. Si coméis juntos, incluso si es comida para llevar servida en la mesita de café, es una comida familiar. Podríais jugar a un juego que sea de los favoritos en la mesa familiar, con un picoteo favorito, o sin ninguna comida en absoluto. ¡Deja que tu hija gane! El objetivo es que empiece a asociar buenas sensaciones con un lugar anteriormente estresante (*véase* más información en el capítulo 8). Si la comida es muy estresante, empieza con el desayuno o un almuerzo tipo bufé.

Considera la condición sensorial de tu hijo

Piensa en la condición sensorial de tu hijo (examinado en el capítulo 2). Simplifica las comidas, y limita las distracciones tanto como puedas si tu hijo se siente abrumado fácilmente: consigue platos blancos y de colores sólidos, manteles individuales gruesos para amortiguar los sonidos; apaga la televisión o la música a todo volumen.

EJERCICIO: Ponte al mismo nivel de tu hijo y piensa en sus experiencias sensoriales: mira la iluminación y reflexiona sobre lo que él oye, cómo escucha el sonido de los cubiertos, si las patas de la mesa están en el medio y otras distracciones posibles.

Centrarse antes de las comidas

Tómate una pausa para conectarte antes de comer: da las gracias (religiosamente o no), agradece al cocinero, cogeros de las manos, cantar una canción, enciende una vela –tipo LED, sin llama, para los niños pequeños– y deja soplar a los niños. Empezar la comida de forma tranquila y sintonizada, en lugar de preparados para la batalla.

Sirve la comida en la mesa al estilo familiar (tipo bufé)

Si sirves la comida de tu niña con el plato ya hecho, con lo que quieres y la cantidad que quieres que coma, la batalla probablemente empiece ya antes de que dejes el plato en la mesa: «¡No me gusta eso!», «¡Está tocando (eso otro)!», «¿Cuánto tengo que comer?». El centro de atención de tu hija ya está en la negociación, y su apetito caerá en picado.

Servir comidas al estilo familiar (tipo bufé) suena intimidante, pero simplemente significa poner los platos en medio de la mesa, para que cada uno pueda servirse él mismo. *Servir comidas al estilo familiar, tipo bufé, es, según los padres, lo que más contribuye a evitar que se den batallas en la mesa.* Tal como observó Skye van Zetten con su hijo: «Una vez que se le dio la posibilidad de escoger lo que quería en su plato y el permiso para hacer con ello lo que quisiera, las comidas familiares mejoraron inmediatamente». Éstos son algunos consejos para servir comidas al estilo familiar, tipo bufé:

- Pon en un bol o tazón la comida segura de tu hijo con los otros alimentos; incluso si parece absurdo poner en el centro de la mesa la compota de manzanas.
- Olvídate de utilizar la cubertería de lujo. Utiliza una cubertería resistente, apta para el lavavajillas, cuencos o tazones de vidrio o de plástico.
- Usa salvamanteles y pon encima la cazuela, la sartén o la olla, en la mesa, si no tienes ganas de lavar una fuente. Si hay ollas o sartenes calientes encima de la mesa, cuidado con los niños.
- Coloca recipientes para llevar la comida (tápers) en el medio de la mesa.
- Pon condimentos que les gusten en cada comida: un bote de kétchup, salsa picante, mantequilla, etc.

- Considera utilizar un plato o bandeja giratoria en el centro de la mesa para servir los platos.
- Presenta todos los alimentos de la misma manera, desde el brócoli a las galletas, sin hacer distinciones de «comidas para los niños» o «comidas para adultos» o «tuyo» o «mío».

Incluso si tu hijo come sólo galletas o fideos (por ahora), estás eliminando las separaciones, parte de lo que hizo que tu hijo fuera el foco de atención. Ahora es *sólo la cena* y todos os servís de lo que hay disponible.

Ayudar a los niños a servirse ellos mismos

En la medida en que tu hijo pueda hacerlo, déjale servirse él mismo de lo que haya en la mesa. Para comidas más difíciles, como la sopa, o si tu hijo todavía está aprendiendo o tiene retrasos en el desarrollo, puedes ayudarle a servirse de manera que le proporcione cierto control, como guiar su mano con la cuchara para servir, o dando cada paso pidiéndole permiso. Por ejemplo, pregúntale **«¿Quieres puré de patatas?»**. Si tu hijo dice que sí, pon una pequeña cantidad en la cuchara: **«¿Es demasiado?»**. Ajústalo de acuerdo a lo que pida y pregúntale de nuevo. Cuando diga sí, le contestas: **«Avísame cuánto quieres»**.

Con niños que no hablan o niños pequeños, busca indicios de consentimiento antes de poner algo en sus platos o en la bandeja de sus tronas. La terapeuta ocupacional y experta en alimentación Marsha Dunn Klein utiliza la imagen de la «tendencia positiva» en su trabajo. ¿La niña da permiso inclinándose hacia ti y la comida, o se está inclinando hacia atrás, indicando que no está lista?

Cuando sirves comidas familiares, deja las fuentes al alcance de tu hija para que cuando esté lista (generalmente cuando papá y mamá están hablando entre ellos o con un hermano) ella pueda acercarse y servirse sola (¡mientras finges que no te das cuenta!). Algunas veces, esta forma de servir las comidas puede incluso tentar a los niños a ser más atrevidos. Si alguien más (en particular, un hermano) tiene algo, muchos niños, en un esfuerzo para mantener todo «igualitario», también lo querrán. Llamamos a esto «el efecto de la carencia». Una mamá compartió: «Noté que, cuando decía, "Voy a terminar los guisantes, si a nadie le importa", de repente, se ponía algunos en su plato». Luego preguntó: «¿Podemos hacer que coma haciendo esto más a menudo?». Si te das cuenta de que este «efecto de la carencia» funciona, está bien, pero úsalo con cuidado. Lo más probable es, si lo usas para engañarle, tu hija lo descubra y ralentizará el proceso. Observa y sé curiosa acerca de sus reacciones a las comidas de estilo familiar.

Algunos terapeutas recomiendan incluir una fuente de «presentación» o «degustación» de comidas que esté cerca del plato de la niña. Se le pedirá, entonces, que bese, toque o huela los alimentos que hay en el plato. Si a tu hija le gusta eso, puedes intentarlo. Pero puede reaccionar negativamente si se siente presionada (es decir, si la ansiedad, el carácter y las experiencias pasadas entran en juego). Lo bueno de las comidas al estilo familiar es que tu hija puede ver y oler diferentes comidas, pasar un plato y, si sabe, puede servirse sola (o a otros) sin que se espere de ella que coma, chupe o bese la comida, puede explorar a su ritmo.

Ayudar a que se sientan cómodos en su sitio y con la comida de su plato

Acuérdate de que parte del aprendizaje de comer sucede cuando los niños miran comer a sus padres. Muchos padres se dan cuenta de que sus hijos con EPE comerán de *sus* platos pero no de los de ellos. ¿Por qué? Esto se debe en parte porque si proviene del plato de mamá o papá, entonces es seguro. Los hijos *confían* en que los padres los mantendrán a salvo. Si bien esta fase de desarrollo ocurre típicamente en bebés grandes y niños pequeños, probablemente tu hijo tenga todavía muchas cosas pendientes.

A veces un niño quiere comer sentado en el regazo de sus padres. Esto puede ser el resultado de un niño queriendo mantener la atención de sus padres (para que no se focalice en su forma de comer), o porque mamá deja de presionar cuando el niño está en el regazo de papá. Por tu lado, la tentación puede ser dejarle en tu regazo «para que dé más bocados», lo que puede dar resultado en un niño de cinco años que sólo come cuando se le alimenta con cuchara estando sentado en el regazo de uno de sus padres.

Si tu hija ansiosa ha empezado hace poco a sentarse en tu regazo o a comer de tu plato, puedes decidir permitirlo de vez en cuando durante este período de transición si le ayuda a sentirse protegida y a explorar alimentos nuevos. Pero sé cuidadosa y no dejes que se convierta en la única forma en que coma. He aquí algunos consejos para ayudar a que tu hija se sienta cómoda en su propio lugar en la mesa:

- Crea unos minutos de acercamiento antes o inmediatamente después de las comidas: abrázala al leerle un libro, o cántale una canción con ella en tu regazo.
- Entabla una conversación con ella y préstale atención positiva durante las comidas para cosas específicas: «**¡Qué buen trabajo hiciste al poner la mesa!**».
- Utiliza su bol como un tazón de servir temporal. Pon algunos alimentos de tu plato en el suyo, pidiéndole permiso.

Una mamá le contó a Jenny cómo su hijo se subió a su regazo y utilizó sus galletas para remojarlas en su sopa, tomando sopa por primera vez. Jenny sugirió que la mamá ayudara a su hijo a ponerse algunas cucharadas de sopa de su plato en el de él, así comprobaría que era lo mismo. Luego, cuando él estuviera comiendo tranquilamente, mamá «se olvidaría» de su servilleta e iría a buscarla. Mamá, entonces, le movería y le pondría en su silla (cerca de la suya) con su bol mientras su hijo seguía comiendo. Si la mesa es placentera y no hay presión, esa transición tiene mayores posibilidades de éxito.

Sirve el postre con el resto de la comida

Nuestros clientes nos cuentan que después del de servir comidas familiares, el segundo consejo de mayor utilidad que han recibido ha sido el de servir los postres al mismo tiempo que el resto de la comida, a pesar de que es la estrategia que cuenta con la mayor resistencia. Tómate una pausa y comprueba tu reacción ante la idea de permitir a tu hijo comer el postre *con* la comida, incluso antes de cualquier otra cosa. Servir el postre *con* la comida parece una idea amenazadora para muchos padres, ya que les preocupa que sus hijos *sólo* coman postre –lo que posiblemente hagan durante un tiempo– o que sin sobornos, no coma nada «saludable». (Como dijimos previamente, sobornar con un postre, a largo plazo, no ayuda, y recomendamos no hacerlo). Ríndete; es parte del proceso.

Al poner la mesa con toda la comida, postre incluido, el plato principal y los acompañamientos van en el medio, y cada uno de los servicios dispondrá de un plato vacío, tal vez un bol para ensalada o guarnición y, a un lado, un lugar destinado al postre. El postre puede ser una galleta puesta sobre una servilleta, o una porción de pudin, helado o fruta en un bol. Los postres helados pueden quedarse en el congelador y sacarlos cuando los niños estén listos Si ellos mismos pueden hacerlo, diles: «**Tenéis helado en el congelador para cuando lo queráis**». Limita el postre a una porción apropiada y que no repitan. Los postres sin límite pueden reducir el apetito de tu hijo y su motivación para probar otros alimentos (Satter, 2000).

Las decisiones acerca del tipo y cantidad de postre dependen de la edad de tu hija, de cuánto tiempo hace desde que comió por última vez, y de tu suposición acerca de cuánto pueda disfrutar de otra comida. Un par de cucharadas de helado con crema, una paleta de fruta congelada o dos galletas de animalitos pueden ser los apropiados para un niño con poco apetito. Un niño con más apetito o uno que ha aprendido a sintonizar las señales de su cuerpo, puede comer una galleta más grande o media copa de helado. Si hubiera una sola comida segura para comer, podría ser un plato más copioso de fruta o de postre para completar la comida.

Con hermanos, las porciones iguales minimizan las disputas. Tú estás a cargo de lo que se sirve para cenar, así que una vez que decides cuál va a ser el postre, no cedas a las solicitudes de más. Esto es diferente del tentempié de premio planeado (del que hablamos en el capítulo 7) donde permites a tu hijo comer todo lo que le quiera de lo que se sirve.

Cuenta con que tu hijo se coma el postre antes de nada durante un tiempo –la duración puede ir desde unos pocos días hasta varias semanas–. Este nuevo arreglo con los postres, puede confundir a los niños mayores si el postre ha sido usado como motivación para comer. Explica el nuevo enfoque: «**Vamos a empezar a servir el postre al mismo tiempo con la cena. Puedes comerlo cuando quieras**». O: «**A ninguno de** nosotros nos gusta pelearnos acerca de cuántos bocados tienes que comer para tener postre. Así que estamos haciendo las cosas de manera diferente».

Cuando los niños pregunten cuánto de X tienen que comer para tener postre, contesta: **«Puedes comer el postre primero si quieres».** O: **«Pareces triste porque no hay helado de postre (haz una pausa para reconocer y permitir una respuesta). Ya comiste ayer y lo volverás a tener de nuevo muy pronto».** O: **«Ésa es tu parte. Si todavía tienes hambre, puedes comer X, Y o Z».** O: **«¡Ojalá pudiéramos nadar en una piscina de pudin! ¡Bañeras de chocolate con leche!».** Únete con conversaciones imaginativas para tener un poco de diversión y calmar la tensión, como describen Adele Faber y Elaine Mazlish (2012) en *Cómo hablar para que sus hijos le escuchen y cómo escuchar para que sus hijos le hablen.*

Muchos padres crecieron sin comer postre, y preferirían que comieran más del plato principal. Está bien si tu hija es la única que come postre, o si no echa de menos el postre, no tienes que servirlo. De todas maneras, si tu hija te lo pide a menudo porque tiene cinco años, (tienden a eso a esa edad) o si el postre es la comida prohibida excesivamente apreciada, te sugerimos que incluyas postres o golosinas en las comidas y meriendas, aproximadamente, una vez al día. Algunos padres encuentran la armonía cuando permiten que sus hijos elijan qué comida o merienda incluye el postre diario.

La servilleta de papel como «objeto de seguridad»

Al poner la mesa, utiliza servilletas de papel, de modo que los niños puedan escupir la comida. Sobre todo para niños con antecedentes de náuseas o vómitos; saber que se pueden sacar algo de la bocas *sin* llegar a las náuseas o vomitar, disminuye su ansiedad y les predispone a probar comidas nuevas. Algunos niños no tienen las habilidades motoras orales todavía desarrolladas para escupir la comida. Si tu hijo está trabajando con una terapeuta del habla, ésta es una de las primeras cosas que la terapeuta debería hacer para ayudar a tu hijo. Los niños pequeños pueden escupir comida en la bandeja o en la mesa y, con el tiempo, aprenden a escupir con sutileza la comida en una servilleta para que puedan hacerlo cuando están lejos de casa.

Temas de reflexión: Imagina que estás en un país extranjero y te sirven un guiso con ingredientes desconocidos. ¿Podrías estar más dispuesto a probarlo si pudieras escupirlo? (¡Sin nadie presionando o mirando!). ¿Qué pasaría si alguien te explicara los sabores y pudieras explorar todo con una cuchara?

Algunos padres piensan que es grosero escupir comida. Un educador agrícola local dijo que él hace que los niños de la escuela primaria que él visita traguen verduras «por respeto al granjero». Creemos que respetar los límites de los niños es más importante que una noción de cortesía o de respeto hacia el granjero o el cocinero. Permitir a los niños a que escupan (educadamente) es fundamental. Di: «**Tienes una servilleta de papel por si quieres escupir algo**».

Coméntale a tu hijo que tiene la servilleta de papel sólo un par de veces, no varias veces seguidas en cada comida, lo cual se convierte en presión. Evita decir, por ejemplo: «No te olvides, cariño, si quieres probar eso, puedes escupirlo, ¿te acuerdas?».

Ofrecer comida de la mejor manera

Muchos padres creen que ofrecen comida una y otra vez, pero esto es lo que sucede: mamá o papá se paran delante del frigorífico o de la despensa bombardeando sugerencias. «¿Quieres pizza? ¿Qué tal espaguetis? ¿Pollo? ¿No? ¿Qué es lo que quieres?». Incluso con niños muy resueltos, no puedes esperar que ellos decidan el menú: ése es tu trabajo. Ofrecer de verdad, de una manera que no invites a un inmediato «no» significa poner la comida, preferiblemente al estilo familiar, para que tu hijo pueda elegir: quizás patatas fritas, bollos, pechuga de pollo, mandarinas en lata y brócolis asados con parmesano.

No preguntes, no digas

La parte más difícil es ofrecer sin animar, recordar o presionar. Cuanto más digas, más argumentará tu hijo (muchos niños son negociadores magistrales):

> «Lo hice como a ti te gusta». (No, no lo hiciste, está demasiado duro).
> «No está tan caliente». (¡Sí que lo está!).
> «Le saqué el queso porque sé que no te gusta». (Tampoco me gusta la salsa).

Evita también la trampa de hacer preguntas a las que tu hijo pueda decir no, o que cierran la exploración:

> «¿Está demasiado caliente?». (Está demasiado caliente. ¡No me lo voy a comer!).
> «Te gusta esto, ¿verdad? Lo comiste ayer». (¡No! ¡Ya no me gusta!)
> «¿Quieres dos o tres bocados?». (¡No, ninguno!).
> «No creo que te gusten, pero ¿quieres probarlos?». (¡Ni hablar!).

Ofrecer, disfrutar uno mismo, esperar, repetir

Una clienta que también es nutricionista nos hablaba del verano, con una cosecha récord de frambuesas. Cada día, su hijo recogía las bayas con alegría, pero nunca probó ni una. La madre hizo salsa de frambuesas para helado, puso las frambuesas con avena, las servía al natural y horneadas en magdalenas, pero su hijo siempre decía: «No, gracias». Hacia la quinta semana estaba luchando contra ella misma para no decir: «¡Te encantaban cuando eras un bebé! ¡Por favor, prueba una!». Luego, con las ultimas bayas de la temporada en la mesa, chupó una, se la metió en la boca y declaró: «¡Me gustan las frambuesas!».

No se trata de cuántas veces o de cuántas maneras la mamá le ofreció las bayas. Esperar sin hacer ningún comentario –lo que a veces bordeaba lo imposible– lo hizo posible. Esta mamá está convencida de que si hubiera tratado de forzar a su independiente y ansioso hijo a que chupara o probara un trocito desde el primer día, las negociaciones interminables habrían echado a perder el placer de recogerlas durante todo el verano, y posiblemente su hijo no hubiera redescubierto que le gustaban las frambuesas. Algunos niños van a paso de tortuga y otros esperan y esperan y, de pronto, simplemente se lo comen (cuando probablemente tú te has estado dando de gritos en tu cabeza todo el tiempo).

Ignorar las negativas iniciales

Para la mayoría de los niños (para los atrevidos también), la primera respuesta *incluso para las comidas preferidas* es «no», sobre todo durante la etapa exigente alrededor de los quince meses hasta los cuatro años, y siempre será casi definitivamente «no» para el niño con EPE. El hijo de Jenny pasó por una etapa de gritar «¡No!» cada vez que se le ofrecía comida. A la pregunta: «¿Quieres pastel de chocolate?» (su favorito), respondía con un fuerte «¡No!», luego seguía una pausa y: «Espera, ¡quiero decir sí!».

Este derecho de primera denegación da a los niños un sentido de control muy necesario. No invitar a la resistencia inmediata es el primer paso, e ignorar las negativas iniciales es el paso dos. Los padres se sorprenden al aprender esto y ver a sus hijos comer tan ricamente un alimento que ha sido rechazado tajantemente pocos minutos antes. Ignorar los rechazos iniciales no significa, por supuesto, ignorar los deseos de los niños, sólo significa no convertirlo en un problema. Prueba, por ejemplo: **«Di "no gracias". Hay otras cosas para comer».** O: **«De acuerdo, no tienes que comer nada que no quieras».** Y después continúa.

¿Qué decir y qué no decir?

Si el 95 por 100 de lo que has estado diciendo en las comidas estaba destinado a convencer a tu hijo de que coma, es posible que no sepas de qué hablar o cómo hablar sobre la comida sin presionar. Negociación y hábitos de terapias como «dos bocados más», van a ser difíciles de romper. Esencialmente, tu tarea es ignorar (o pretender ignorar) que te da lo mismo lo que tu hijo coma o no. *Tú* creas el ambiente en la mesa, así que intenta mantenerte tranquila y agradable o, por lo menos, neutral. Los guiones a lo largo del libro te guiarán sobre las maneras de hablar en torno a la comida, pero lo mejor es hablar de todo *menos* de la comida. Los recursos en Internet para temas e ideas de conversación durante las comidas familiares también son fáciles de encontrar. He aquí unos pocos ejemplos para empezar:

> **«¿Quién se sentó a tu lado en el almuerzo de hoy?».**
> **«¿A qué jugaste en el recreo?».**
> **«Si pudieras visitar una isla durante un mes y sólo pudieras llevar tres cosas, ¿cuáles serían?».**
> **«¿Te ha pasado algo agradable hoy?».**

Tu hijo puede sentirse en el punto de mira si le haces preguntas directas. Puede sentirse más feliz escuchando mientras compartes cosas con tu pareja o conversas con un hermano. Trata de hablar sobre ti para que el dialogo continúe. Di: **«¡Adivina qué me pasó hoy!»** y luego vuelve a contar algo con lo que tu hijo pueda relacionarse. O di: **«Vi a la mamá de Charlie en la tienda. Me comentó que le encantó tenerte en su casa la semana pasada».** O: **«Estaba pensando que podríamos ir al museo y ver la nueva exposición sobre momias».**

Reconoce los sentimientos, entonces di *sí* y *pronto*

Cuando tu hija no está contenta con el menú o la nueva rutina, puede enfadarse. Reconoce sus emociones. Una vez que, en la medida de lo posible, lo hayas hecho, las palabras «sí» y «pronto» pueden ser una valiosa ayuda. A veces un impreciso «sí» o «pronto» es suficiente para satisfacer a tu hija (es mejor con niños pequeños). Di: **«Parece que estás enfadada porque no vamos a comer pizza esta noche. Pero la volveremos a comer *pronto*».** O: **«Sí, comeremos *nuggets* de pollo otra vez muy *pronto*».** (Si bien tu hija, técnicamente, no obtiene lo que quiere, decir «sí» desactiva el conflicto). Algunas veces tu hija puede insistir en puntualizar la palabra «pronto». En esos casos, prográmalo y planifícalo en tu calendario. Di: «**Volveremos a tomar yogur pronto… ¿Cuándo? Ah, pongámoslo en el calendario para la merienda de mañana**».

Hablando de alimentos nuevos

Particularmente para los niños a los que les gusta saber a qué atenerse, describir brevemente un alimento nuevo les ayuda a establecer una conexión positiva con experiencias pasadas y puede aumentar la aceptación. Sin embargo, éste no es un discurso de ventas, como en: «Esto es lo mejor de lo mejor; es muy bueno; te encantará; ¡es dulce como los caramelos!». Utiliza mejor este tono: «**Esto es pasta, como los macarrones, pero la forma es diferente**». O: «**No es picante**». O: «**Esto es colinabo, yo solía comerlo cuando era una niña, en Alemania. Sabe un poco como los tallos del brócoli**». O: «**Lo cociné de la misma forma que hago las zanahorias y los guisantes**». O: «**¿Te gusta la salsa teriyaki con los fideos? El pollo tiene la misma salsa**».

Busca palabras con connotaciones neutrales o positivas para tu hijo. Una mamá describió cómo, durante algún tiempo, llamó a cada tipo de carne «pollo» («pollo-cerdo» o «bistec de pollo») para ayudar a su hijo a que entendiera las características de textura de otras carnes. Si tu hijo retrocede, puedes acomodarte, posiblemente dando marcha atrás y usando términos más genéricos. Por ejemplo, podrías decir: «Esto es como el yogur de vainilla que comiste ayer». Tu hijo responde: «¡No, es completamente diferente!». Tú lo reajustas con: «Es vainilla».

Reformular «estimulación» como «facilitación»

Con frecuencia, «estimular» se convierte en una de las tácticas de presión «positivas» descritas en el capítulo 3. Una mamá reflexionaba: «Me dijeron que no presionara a mi hija, sino que la estimulara, pero tengo la sensación de que todo lo que trato de hacer se convierte en presión». En el libro *Promoting Positive Parenting*, los autores Helen Woolley, Leezah Hertzmann y Alan Stein describen la «facilitación materna» realizando una gran explicación de lo que supone apoyar sin presión: es «una medida de receptividad sensitiva, con referencia a toda conducta materna, que ayuda a los niños *en cualquier actividad en la que están claramente participando o parecen dispuestos a participar*» (2007, 112; el énfasis es nuestro).

150

Las distinciones entre «estimulación», «presión» y «facilitación» pueden resultar engañosas, especialmente si, en tu familia, la estimulación («prueba un bocado») parece ayudar a un hermano buen comedor a que amplíe la variedad de alimentos que come, sin que ello suponga problema alguno. La facilitación podría consistir, por ejemplo, en ofrecerle dos cucharas y que el niño escoja, mientras que presionar es más bien alimentar con cuchara a un niño que no para de moverse rechazándola. La facilitación y el apoyo significa cortar manzanas en rodajas finas y peladas (más sobre preparación de alimentos en el capítulo 7), mientras que presionar es tener un trozo de manzana delante de su boca y pedir, repetidamente: «Por favor, da un mordisco».

Si bien los autores se refieren a bebés y madres, creemos que todos los padres e hijos se benefician de una facilitación y respuesta sensibles a la disposición y voluntad del niño para participar. (Acércale a una niña un pedazo de comida que está tratando de alcanzar, ayúdala a sostenerlo y masticarlo en su sonda de alimentación remojada en yogurt, etc.). ¿Conclusión? Independientemente de las palabras utilizadas para describirlo, sabrás si lo que estás haciendo o diciendo se ha convertido en presión por la reacción de tu hijo.

Hablar de comida

Los niños con EPE son especialmente sensibles a los mensajes sobre comida que escuchan también en la televisión y en la escuela. Presentamos este tema porque los padres nos dicen que tienen miedo de decir cosas incorrectas. Los padres, ellos mismos, pueden estar luchando con la dieta o con una imagen corporal deficiente y tienen dificultades para hablar de comida de manera positiva. Los padres de niñas, en particular, se preocupan porque los trastornos alimentarios se conviertan en algo diferente a medida que van creciendo en nuestra cultura obsesionada por la delgadez (aunque los chicos también desarrollan trastornos alimentarios).

Nutrición y lenguaje corporal

Algunas personas piensan que es importante enseñar a los niños pequeños acerca de la nutrición o la sostenibilidad como una forma de animarlos a comer alimentos «saludables». Nos preguntamos por qué tanta prisa, especialmente porque tanto la nutrición y la salud son temas complejos y difíciles de entender para los niños pequeños (Lytle *et al.*, 1997). Las charlas sobre nutrición pueden ser principalmente problemáticas para niños con EPE.

Un niño que come bien podrá interpretar mensajes tales como «comida = combustible» como una información interesante (al igual que el dulce te da energía rápida, y las galletas de avena o los aguacates dan energía duradera y te ayudan a sentirte saciado porque contienen fibra y grasa). Pero si dices: «Demasiada grasa es mala para tu corazón», el niño ansioso podría intentar de manera frenética evitar todas las grasas. Cuando el hijo de Jenny tenía cuatro años, un maestro mencionó la cantidad de sodio que hay en un paquete de galletas y les dijo a los niños que evitaran comidas con demasiada sal. Durante los seis meses siguientes, el hijo de Jenny exigió saber cuánto sodio había en todo lo que comía, mortificándose si la cantidad era «demasiado alta».

Vivimos en una cultura donde los niños (y los adultos) llegan a la conclusión de que es casi imposible sentirse bien con la comida y el propio cuerpo. Cada vez más, los expertos en problemas alimentarios y en prevención de la obesidad hacen hincapié en que la educación nutricional se ha centrado en las señales externas (por ejemplo, la cantidad de calorías) en lugar de en la autorregulación, lo que fomenta comidas y actitudes desordenadas (O'Dea y Wilson, 2006; Neumark-Sztainer, 2009). Forzar comidas «saludables» puede hacer que los niños las prefieran menos (Maimaran y Fishbach, 2014), mientras que demonizar y prohibir la «comida basura» puede hacer que muchos niños se obsesionen, escondan y acumulen estos alimentos. Una cantidad creciente de investigaciones nos muestra que la forma cómo pensamos y sentimos acerca de la comida impacta no sólo en nuestro disfrute de la comida, sino también en cómo absorbemos los nutrientes y en ¡nuestra habilidad para autorregularnos! (Existen docenas de estudios, pero nuestro favorito es el del 2011: «Mind over Milkshakes», de Crum *et al.*).

En resumen, si hablar sobre nutrición ayudó a tu hijo a ser un comedor más saludable, ya habrías visto los resultados. Tu hijo aprenderá más sobre nutrición al servir y disfrutar de una variedad de alimentos.

Temas de reflexión: ¿Cuál de las siguientes descripciones hace que la comida sea más apetitosa para ti? Piensa cómo le describes la comida a tu hijo: saludable, rica en proteínas, dulce, buena para ti, crujiente, salada, hace huesos fuertes...

He aquí algunas ideas para hablar acerca de los alimentos de manera positiva, aunque a menudo es mejor no decir nada, simplemente permite que tu hijo experimente la comida por sí mismo en un ambiente beneficioso.

- Céntrate en la satisfacción y la aprobación: «**Tenemos suerte de poder comer tantos alimentos fantásticos: pizza y mandarinas, judías verdes y tarta**». (La lista de alimentos incluye tanto «golosinas» como «comida sana»).
- Festeja una comida deliciosa. Las frutas y las verduras saben bien.
- Comparte otros aspectos de los alimentos, como, por ejemplo, el origen: «**Compramos en el mercado de productores porque es más divertido encontrarse con los agricultores que cultivan nuestra comida**».
- Respeta la diversidad del tamaño corporal: «**Las personas son de muchos tipos de talla diferentes, y está muy bien que sea así**».
- Se práctico en cuestión de restricciones: «**Nuestra familia no come frutos secos porque tu hermano podría ponerse realmente enfermo si los comiera, pero podemos comer un montón de otras cosas maravillosas**».
- Crea y celebra las tradiciones culinarias con los hijos.
- Que sea apropiado para su edad; los niños pequeños pueden aprender que un plátano es una fruta, pero no pueden entender qué es una «proteína».

Intenta evitar mensajes que emitan valores de juicio, tales como: «Los caramelos (el azúcar, la harina, la carne) son malos» o «Es comida basura». Los niños de hasta cuatro años confiesan sentirse culpables y sentir vergüenza cuando comen alimentos prohibidos (Fisher y Birch, 2000). Los niños pequeños tienden a pensar que si un alimento es «malo» y lo disfrutan, entonces ellos también son malos. Que tus hijos no te escuchen decir: «Me porté muy mal (me comí un postre, comí demasiado)» o «Me porté muy bien (no comí postre, no comí demasiado)». Evita elogiar o juzgar a los niños acerca de las comidas («Olivia come muy bien, come alimentos saludables, pero Ethan es nuestro melindroso adicto al azúcar») o incitar a la vergüenza o el miedo («si no [comes X o evitas Y] vas a enfermar y engordar»). Incluso las más benignas y benévolas etiquetas pueden resultar contraproducentes, por ejemplo, las comidas «permitidas» o «no permitidas»; comidas para el «crecimiento» o «para la diversión»; o comidas «saludables» y «no saludables». Los niños pueden seguir oyendo «bueno» y «malo».

Hablar de premios

Seguramente has notado que en el enfoque PASOS+, a diferencia de otros alimentos servidos en las comidas, el postre está limitado (más información sobre «premios» en el próximo capítulo). ¡Tu hijo también lo habrá notado! ¿Cómo puedes explicarlo?

Hemos encontrado que la palabra genérica «premio», cuando se usa para describir dulces, alimentos más caros como los aguacates o carnes orgánicas, comer fuera, fruta madura o alimentos que requieren mucha más elaboración y más tiempo para cocinar, coloca a todos estos alimentos en un nivel más lúdico. Puedes decir: «**¡Qué premio tomar helado en un día tan caluroso después de tu partido!**». O: «**Este bistec es un gran premio**». O: «**¡Qué premio que la abuela haya cocinado lasaña para nosotros!**». E incluso: «**¡Pasar toda la tarde contigo es un premio!**». Cuando los niños mayores preguntan: «¿Por qué no puedo comer más helado si me dejas comer todas las galletas que quiero?», podrías responder: «**Tenemos que comer todo tipo de alimentos: helados, galletas, manzanas, guisantes. Si sólo tomáramos helado, no nos sentiríamos bien; si comiéramos sólo brócoli, tampoco sería una alimentación equilibrada**».

Mensajes que respeten las necesidades de cada uno

Los hermanos se pueden sentir ignorados o pasados por alto si la atención está centrada en el niño con EPE. O puede que estés lidiando con un hijo con EPE, preocupada por los dulces con otro, y por el rápido aumento de peso con otro (o tal vez incluso con tu hijo con EPE). El enfoque de este libro se puede aplicar a cada uno de tus hijos, inculcando actitudes positivas y comportamientos acerca de la comida y el peso. Con un niño más bajito de la media, la obesidad puede ser la última cosa de la que preocuparte, pero la mayoría de los adultos que luchan contra el peso estaban en el rango de niños normales o con bajo peso. Enseñar a tus hijos (grandes o pequeños) a comer basándose en las señales internas del hambre les podría ayudar a alcanzar un peso estable y sano así como a tener una salud mejor de por vida (Van Dyke y Drinkwater, 2013). Y al alimentar a todos tus hijos de la misma manera, no estás comparándolos o implicando que este niño o niña sea mejor debido a lo que come o por su apariencia, y no enviarás mensajes contradictorios.

Tenemos muchas familias como clientes en las que uno de los padres es exigente a la hora de comer, o evita el gluten porque cuando lo hace se siente mejor. En tal caso, podrías decir: «**A la barriga de papi no le va bien si come esos fideos, pero tiene otras cosas que le gusta comer**». En general, si los adultos marcan el ritmo y no convierten en un gran problema el no poder (o no querer) comer X, Y o Z, o comentan cuán «grave» es A, B o C, los niños pueden crecer sintiéndose bien con respecto a la comida. Si uno de los padres sigue un plan estricto (como paleodieta o Atkins), está haciendo dieta, o está pesando sus porciones, debería hacerlo con discreción y sin hacer comentarios para no confundir a los niños.

Comer fuera de casa

Probablemente no puedas (o no quieras) comer siempre juntos en casa y, dependiendo del horario del trabajo y de la escuela, puedes comer por separado con la misma frecuencia que coméis juntos. Esta sección trata sobre comer juntos en restaurantes o en casas de amigos, y la experiencia de tu hijo al visitar otra casa, o al pasar tiempo con una niñera o en la guardería.

Comidas familiares en restaurantes

Independientemente de si cenas fuera una vez al mes o tres veces a la semana, puedes disfrutar comiendo juntos fuera de casa, donde tu hijo puede incluso estar más dispuesto a probar comidas nuevas. Al principio, ponte como meta reducir la ansiedad. Más adelante en el proceso, puedes pensar más en opciones equilibradas (*véase* el capítulo 7).

Aquí tienes algunas sugerencias para adaptar la comida familiar a la comida fuera de casa:

- Empieza con restaurantes familiares.
- Trata de ir cuando no esté muy lleno y no tengas que esperar demasiado.
- Lleva un pequeño recipiente con cereales secos o galletas saladas (algo «para salir del paso») en caso de que haya que esperar más de lo previsto con un niño hambriento e impaciente.
- Para lidiar con tiempos de espera, lleva una pequeña bolsa con actividades ya sean libros de rompecabezas, lápices de colores y calcomanías, etc., y ponla junto a la puerta por si acaso quiere cogerla y salir. Una consola o un móvil pueden hacer que la espera sea más llevadera hasta que tu hijo se encuentre más a gusto sentado en la mesa. Retira los juegos cuando llegue la comida.
- Los bufés son una manera relativamente económica de exponer a tu hijo a sabores nuevos. Llena un plato o dos con pequeñas cantidades de alimentos diferentes («aperitivos») y ponlos en el medio de la mesa. Acompáñalos de unas cuantas salsas.
- Los bufés indios, tailandeses o chinos ofrecen muchas veces arroz blanco o *naan* (pan) que son aceptados por muchos niños con EPE.
- Un reservado aporta tranquilidad (no hay sillas que se vuelquen) y brinda estabilidad a tu hijo. Si le ayuda a tranquilizarse, permítele que se quite los zapatos y que se siente con las piernas cruzadas.
- Pide uno o dos alimentos aceptados, como pan o pasta. Muchos restaurantes te darán gustosamente lo que pidas; no hay ninguna

necesidad de dar explicaciones. Di: «¿**Podríamos pedir un plato de pasta, con la salsa aparte?**». O: «**Nos podría traer un plato de más para que podamos compartir?**». O: «¿**Podrían traer una bola de helado de vainilla con el resto de comida?**». O: «¿**Podría traernos más pan blanco? No me importa pagar un suplemento**».

- ◆ Alterna entre dos o tres restaurantes en los que hayas tenido éxito. Los lugares familiares pueden estimular la curiosidad.
- ◆ Si no hay bufé, ayuda a tu hijo a pedir la comida. Con los niños pequeños, podrías pedir un plato que, por lo general, le guste o compartir tu entrante. Los hermanos también podrían compartir un entrante.

La mayoría de los restaurantes tienen, al menos, una cosa que la mayoría de los niños con EPE pueden comer: pan, pasta simple, patatas fritas, maíz o helado. Si tu hijo disfruta la comida, es posible que coma sólo patatas fritas o helado, que, por el momento, está bien. Una comida sin llantos y con sonrisas es un progreso. Y si no se come lo que pidió, no lo conviertas en un gran problema (exactamente como si estuvieras en casa); es posible que te lo puedas llevar al día siguiente al trabajo para comer tú. Una mamá se imaginó que su hijo no iba a comerse lo que había pedido, pero estaba contenta porque él se sentía bien pidiendo algo nuevo.

Si tu hijo no ha tenido éxito a la hora de encontrar algo que pueda comer en los restaurantes, considera la opción de revisar juntos los menús y sus opciones a través de Internet. Dile: «Vamos a probar un restaurante nuevo esta noche. Echemos un vistazo al menú y veamos qué nos podría gustar. ¡Podrías probar el pollo y la pasta!». (Escoger mientras el camarero espera con el lápiz en la mano o con otros comentando podría ser suficiente estrés como para hacernos perder el apetito). Si estás yendo a un restaurante familiar, charla sobre dos o tres platos que tu hijo haya disfrutado anteriormente. Escoger por adelantado no sólo puede reducir la ansiedad en el restaurante, sino que le ofrece la posibilidad de cambiar de parecer antes de que llegue el momento de pedir.

Algunas veces, especialmente si estás viajando, tienes poco control sobre dónde ir a comer. Si no hay buenas opciones para tu hijo, entonces es razonable llevar una comida que sea segura. Si lo haces discretamente evitas que tu hijo se sienta el centro de atención: tal vez puedes llevar una bolsa con galletas saladas que él puede poner en su plato del pan. Teóricamente, esto sería una transición y él podría pasar gradualmente a pedir el menú, aunque sea un simple plato de pasta.

Es posible que algunos niños necesiten siempre comidas hechas en casa si son alimentados por sonda o tiene problemas motores orales severos, y nuestra sociedad se debe acomodar a estas cosas. Desafortunadamente, es posible que tengas que proteger a tu hijo de los comentarios de otros comensales o incluso de los camareros. A muchos no se les ocurrirá comentar, pero algún miembro del personal incluso puede interferir entre los niños y la comida cuando estés mirando el menú de los niños (cuando le dicen, por ejemplo: «Si te comes todo, puedes preguntarles a tus padres si te dejan comer una galleta»). *Véase* el capítulo 4 para las respuestas que se pueden dar a otras personas que presionan a tu hijo para que coma.

A veces, y a pesar de haber probado todas las estrategias mencionadas anteriormente, comer fuera puede convertirse en semejante fuente de ansiedad que podrías preferir que comiera en casa siempre mientras estés preparando los próximos pasos. (Las ideas sobre cocinar y qué servir en casa están en el capítulo 7). Puedes preparar la transición de pasar de comer en casa a hacerlo fuera paso a paso: traer comida del restaurante antes de comer allí, empezar con una heladería, o cenar en casa de tu mejor amigo.

Cenar en casa de amigos

Cuando te invitan a cenar en casa de un vecino, puedes sentirte avergonzado por la forma de comer de tu hijo o descubrir que se convierte en el tema de conversación. Recuerda que eres tú el que decide cuánto explicas y a quién. Nadie «merece» o necesita detalles. Una buena estrategia es responder a un comentario sin disculparte o dar explicaciones y luego cambiar de tema: **«Sí, todos tenemos nuestras problemas, ¿no es cierto? Por cierto, ¿cómo fue la recaudación de fondos de la escuela?».** O: **«¿Ah? No me preocupa que sólo coma pan en la cena. ¿Puedes pasar el pollo, por favor?».**

Algunos padres utilizan reuniones sociales como apoyo para que los niños coman: «¡Si no comes todo lo que te ponen, no vamos a cenar!». Evítalo. Tu hija ya se siente singularizada por la comida y es poco probable que la amenaza la motive para comer. Amenazas y vergüenzas la van a cohibir aún más, la convertirán en el blanco de sus hermanos («¡No vamos por tu culpa!»), y aumentará su ansiedad (disminuyendo su apetito). Lleva una comida segura para compartir, planifica un tentempié para cuando llegues a casa, antes de que se vaya a dormir, y disfruta de la compañía de tus amigos.

EJERCICIO: Enumera los alimentos que come tu hijo que podrías llevar para compartir. ¿Patatas fritas y salsa? (No importa que coma sólo patatas fritas). ¿Pan con salsa de espinacas? (No importa que sólo coma el pan). ¿Una bandeja de verduras y hortalizas? (No importa que coma sólo los pepinillos).

El objetivo, para ti y para tu hijo, es pasar un buen rato con los amigos. A veces, cuando los niños se divierten en fiestas o en la escuela y sus compañeros están comiendo, podría ser que diversificaran sus gustos. La mamá de una niña con EPE explicó cómo Jessie llegó a casa después de la guardería hablando del «queso de Max». En la tienda, encontraron lonchas como las que llevaba de Max y Jessie dividió una en pedazos pequeños y se la comió, ¡para sorpresa de su madre! Jessie vio el queso en un contexto diferente, libre de asociaciones negativas pasadas.

Comer con niñeras o en la guardería

Es probable que tu hijo coma algunas veces (o con frecuencia) en la guardería o con una niñera (utilizaremos «ella» a efectos de simplicidad), ya sea en casa, en casa de la niñera o en la guardería. Como madre de un niño con EPE, probablemente, ya hayas tenido conversaciones difíciles acerca de los problemas alimentarios de tu hijo con sus cuidadores. Cada vez que preguntamos a los cuidadores sobre cómo le alimentan o les pedimos que cambien la estrategia, pueden sentirse juzgados, o incluso pueden pensar que sus puestos de trabajo están en peligro. Las niñeras que han cuidado a muchos niños durante largo tiempo pueden reaccionar negativamente si su manera de alimentar a los niños es, para ellas, una fuente de orgullo. Puede ser todavía más complicado si los abuelos o la familia son los que los cuidan («¡Te alimenté de la misma manera y todo salió bien!»).

En general, es un tema delicado. Pero es importante hacer el esfuerzo para que los cuidadores participen en los cambios que estás haciendo acerca de la alimentación.

Ayuda recordar que las niñeras y los cuidadores se preocupan verdaderamente de los niños y quieren lo mejor para ellos. Mirar los problemas de alimentación desde el punto de vista de los cuidadores de tu hijo ayuda. Primero, tendrá su propio estilo. La persona cuidadora fue niño alguna vez, criada con las normas de alimentación de su familia. Ella también habrá criado (o estará criando) a sus propios hijos de cierta manera a propósito de los alimentos; al igual que el resto de Estados Unidos, probablemente no de la misma forma que nosotros abogamos en este libro. Puede ser que esa cuidadora esté utilizando un estilo autoritario («Te quedarás sentado hasta que te lo comas todo») o tener un estilo más permisivo («¿Quieres un caramelo? De acuerdo. Puedes comer más tarde si quieres»).

A muchos cuidadores, los padres les piden que obliguen a sus hijos a comer, o que los restrinjan. Los cuidadores pueden sentir que su trabajo es mejorar la alimentación de sus hijos y la ingesta de verduras, sobre todo si la primera cosa que hacen los padres al recoger a sus hijos es pedir una detallada información acerca de qué y cuánto comió el niño.

He aquí algunos consejos que podrían ayudarte a tener una conversación constructiva acerca de la alimentación con el cuidador de tu hijo:

- Si uno de vosotros, los padres, es menos emocional sobre este tema, deja que sea quien lidere la conversación.
- Empieza por agradecerle sus esfuerzos y reconocer que sabes que, como tú, quiere lo mejor para el niño.
- Cuéntale que estás probando una nueva manera de alimentarlo si has estado pidiéndole que le presione para incrementar la ingesta.

Sé específico para que la persona cuidadora no tenga que adivinar qué es lo que quieres. Puede ser útil compartir con ella el folleto «Essentials» («fundamentos»), en nuestra web www.newharbin ger. com/31106.

◆ Una vez que tengas su rutina de comidas hecha, pídele a su niñera que se quede a comer alguna vez para que vea cómo te gustaría que fueran las comidas.

Cuando establezcas un diálogo respetuoso y bien pensado sobre la alimentación, te beneficiarás de sus opiniones y observaciones acerca de las horas de comida con tu hijo. Puedes darte cuenta de que ella sólo necesita tu permiso para dejar de presionar, y aceptará con agrado los cambios que le estás pidiendo que haga.

Las guarderías diurnas reguladas pueden tener reglas de alimentación específicas, sobre todo si participan en programas gubernamentales. Esto puede significar que la comida ya está preparada o que el niño no puede repetir una comida preferida antes de comer otras cosas. Una nota del médico puede ayudar con las solicitudes especiales en estas situaciones. O puede que tengas que cambiar de guardería si la tensión y la confusión acerca de mensajes contradictorios hacen que tu hijo tenga más dificultades para comer.

Esperamos que estas ideas pongan a tu familia en el camino de compartir juntos comidas placenteras. Trabaja para establecer rutinas y conectarse en la mesa antes de dispensar demasiada energía en planificar el menú, que es el tema del siguiente capítulo, el capítulo 7. Además, si tu hijo tiene dificultades motoras orales o sensoriales, considera saltar al capítulo 8 y luego regresar al capítulo 7. Si estás preparada, o si no tener ideas sobre qué poner en la mesa es un problema grave, entonces sigue leyendo para guiarte sobre qué servir y cómo hacerlo.

CAPÍTULO 7

Paso 4:
Saber qué servir y cómo servirlo

hora lo más importante es *cómo* alimentas y no *qué* alimentos sirves, y el buen humor en la mesa hará que la comida de cada uno tenga mejor sabor. Como escribió Aesop, «Una corteza comida en paz es mejor que un banquete compartido con ansiedad». Sin embargo, a los padres les paraliza a menudo el pensar qué servir, y que las ideas para comidas y las diferentes formas de elaborarlas pueden ayudarles a pensar de forma más creativa –¡y llevarlas a la mesa!–. En este capítulo, aprenderás técnicas para planificar, preparar y presentar las comidas con un poco de inspiración en el menú. Cualesquiera que sean tus dotes en la cocina, si tu actitud transmite calidez y tranquilidad, será de gran ayuda para hacer de la cocina y la mesa un lugar donde tu hijo quiera estar.

Planificar el menú para toda la familia

Con demasiada frecuencia, el menú de la familia está limitado por las preferencias del niño con EPE. Muchos padres lloran la pérdida de sus platos favoritos, y aquellos que solían disfrutar de la cocina pueden darse por vencidos. ¡Pero puedes salir de esa rutina de comida para niños!

«¿Qué quiero comer?». Esta simple pregunta se pierde en la confusión de tratar de satisfacer las necesidades de los demás, pero si eres la persona que cocina siempre y la que planifica los menús, tú decides el menú. Tener un hijo con EPE puede parecer como si estuvieras usando un libro de cocina del que ha desaparecido el 98 por 100 de sus páginas. Recuperar tus platos favoritos *te* hace ir hacia adelante. Cuando te sientas a comer lo que realmente deseas comer, no sólo presentas a tu hijo una variedad más amplia de alimentos, sino que también ofreces un ejemplo real de cómo se puede disfrutar de comidas diferentes.

EJERCICIO: Enumera las comidas que te gustan y que solías cocinar, o que quieres aprender a hacer: primeros platos, sopas, guisos, guarniciones, fruta, postres. Saca tu libro de recetas familiar o tus libros de cocina preferidos para inspirarte.

Pero no dejes que tus preferencias limiten el menú si no eres un comensal atrevido. Tu hijo también tendrá preferencias únicas, que pueden no coincidir con las tuyas. No tengas miedo de ofrecer sabores «adultos»: Katja recuerda haber cenado con amigos cuyo hijo ignoraba el pan blando y devoraba jengibre con vinagre. Muchos niños con problemas sensoriales prefieren sabores fuertes, salados, sabrosos, agrios, ácidos o picantes, comer guisantes con wasabi, rodajas de limón o salsa picante a cucharadas. Sobre todo para los buscadores sensoriales, ofrecer sabores intensos, incluso aquellos que no pensarías nunca, puede ampliar sus alimentos aceptados.

Digamos no a la comida rápida

Tratar de satisfacer en las comidas lo que le gusta y lo que no a cada miembro de la familia es agobiante, y hay una manera de hacerlo mejor. Al alternar las preferencias, a cada miembro de la familia le tocará su comida preferida cada pocos días. Los alimentos seguros que satisfacen a tu hijo con EPE (que pueden disfrutar todos) pueden aparecer con más frecuencia que otros alimentos, y eso está bien.

Ejercicio: Haz una lista de alimentos que tu hijo come o ha comido: en una columna, enumera los alimentos casi siempre aceptados o *seguros*. En otra columna, enumera los alimentos que come a veces. Luego enumera los alimentos que *comió* en el pasado. Observa o pregunta a tu hijo si prefiere sabores salados, dulces, crujientes o sabores y texturas suaves. Enumera todos los condimentos aceptados.

Haz una lista de comidas que sabes hacer o deseas comer en la parte posterior o al lado de las listas de tu hijo. Considera agruparlas en un formato con primeros platos, acompañamientos, etc.

Una vez que tengas las listas sugeridas en el ejercicio anterior, encierra en un círculo las opciones que pueda disfrutar toda la familia y que puedas atender con más frecuencia. Guarda las listas en un lado de la nevera o en un cajón donde vosotros, los padres, podáis verlas. Agrega o cambia alimentos a medida que cambien las preferencias de tu hijo. Aquí se muestran las listas para tu hijo con EPE:

Alimentos seguros: galletas saladas (Ritz, club), rosquillas, pasta simple, arroz, tostadas francesas, hamburguesa simple de McDonald's, *nuggets* de pollo, yogur de vainilla y avena instantánea con jarabe de arce.

Alimentos que come a veces: mandarinas en conserva, uvas rojas sin semillas partidas por la mitad, yogur de vainilla en una taza, galletas finas de trigo y guisantes crudos.

Ha comido: guisantes hervidos, patatas al horno, queso rallado, albóndigas, helado de palo con sabor a cereza, galletas de azúcar y avena hecha con agua.

Se ha negado a comer: fruta o verdura fresca, texturas mixtas y la mayoría de las carnes.

Prefiere: dulce, salado y suave.

Condimentos: kétchup y aderezo para ensaladas.

Al planear la comida o la merienda, sirve los alimentos que *tú* desees comer o alimentos que desees que tus hijos aprendan a apreciar. Al principio, incluye uno o dos alimentos de la lista de alimentos seguros. Puede parecer una tontería servir pollo asado comprado en la tienda con guisantes hervidos y puré de patatas hecho al microondas junto a un cuenco de galletitas saladas, pero si tu hija se acerca a la mesa y ve *algo* que puede comer, sabe que no la presionarán para que coma otros alimentos, puede relajarse, mirar a su alrededor, oler, aprobar, tal vez picar y, a la larga, probar comidas nuevas.

Presentamos un menú de muestra que combina las preferencias y los alimentos seguros de una niña con EPE con los de su padre:

Desayuno: Palitos de tostadas francesas, yogur en una taza y plátanos troceados (la niña, si ya puede y le apetece, corta los plátanos). La madre está comiendo huevos revueltos; hace un poco de más, los pone en un plato y la niña se sirve.

Almuerzo: Galletitas saladas, mandarinas en conserva y yogur de tubo (leche entera, ya que le gusta a la niña, y el aumento de grasa es uno de los objetivos).

Comida: Galletas integrales, pan de pita en cuartos, queso crema batido con un cuchillo para untar para que la niña pueda ponérselo ella misma, carne de pavo y uvas. Como tiene edad suficiente, la niña come las uvas enteras o las corta con un cuchillo apropiado. La madre quiere pan de pita y pavo con aguacate, por lo que corta un poco de aguacate y lo coloca en un plato sobre la mesa para que la niña lo vea y pueda servirse ella misma.

Merienda: Una manzana con la mitad de las rodajas peladas, un espolvoreador de azúcar/canela en la mesa, *nuggets* de pollo y galletitas saladas.

Cena: arroz blanco, pollo asado, guisantes cocinados en el microondas, cebolla salteada y pimientos con salsa teriyaki (el padre sirve verduras precocinadas), kétchup en la mesa y yogur helado de vainilla para el postre.

¿Cuánto tiempo servirás alimentos preferidos y en cuántas comidas y tentempiés al día?, eso puede variar. Si tu hijo tiene pocos alimentos seguros, ten alguno de su lista de favoritos en *cada comida o tentempié* mientras te acostumbras a mantener una rutina y evitar la presión. Cuando ya lleves un tiempo haciéndolo o veas que su ansiedad ha disminuido, prueba con una comida o un tentempié al día en el que sirvas sólo un «a veces, come» de la lista, sabiendo que al cabo de pocas horas tendrá la oportunidad de comer de nuevo un alimento favorito.

Limitar los menús familiares a las preferencias del niño más selectivo hace que sea más difícil que los hermanos coman bien. Los padres a menudo comparten que una de las motivaciones principales para abordar la planificación de las comidas es que un hermano menor deje de comer ciertos alimentos y reproduzca la conducta negociadora y la difícil hora de las comidas del niño con EPE. Un padre dijo: «A nuestro hijo menor ahora le encantan las lentejas. No creo que las hubiera comido antes nunca. Somos más conscientes de no limitar sus oportunidades».

Apoyo nutricional en el menú

Mientras los padres están trabajando en los pasos y la planificación de las comidas, muchos niños con EPE pueden satisfacer sus necesidades nutricionales básicas; otros, con una ingesta más limitada, se benefician del apoyo nutricional. Además de cualquier multivitamínico o suplemento de masticación DHA aceptado, hay formas de apoyar la nutrición sin presión. Ten en cuenta formas nutricionalmente sólidas y variadas de alimentos aceptados. Por ejemplo, sustituye los granos enteros por granos refinados: ofrece versiones integrales de galletas saladas, pan blanco o gofres tostados.

¿Qué hay de los suplementos?
Una de las primeras «soluciones» que tu médico puede haber recomendado es una bebida nutricional o una barra de cereales o proteínas con sabor que se ofrecen continuamente durante el día. Con el suplemento dulce y fácil de tomar como opción, el apetito es saboteado y muchos

niños con EPE dependen cada vez más de los suplementos y comen cada vez menos, para frustración de sus padres. Esto es especialmente factible si ha habido presión en torno al hecho de comer o si hay problemas motores orales no tratados. Aquí hay algunos consejos para incluir suplementos que no minen el apetito o el progreso de tu hijo:

- ◆ Si las bebidas de suplemento son la principal fuente de nutrición de tu hijo o tienes miedo de eliminarlas, empieza por servirlas con comidas y tentempiés (no entre ellos).
- ◆ Alternar marcas y sabores para que tu hijo no se quede atrapado con uno.
- ◆ Sirve en tazas o tazones o en platos para que tu hijo no se obsesione con el recipiente.
- ◆ Las mezclas en polvo, como Carnation Instant Breakfast u Ovomaltine, son más baratas que las bebidas premezcladas como PediaSure. Comienza con una pequeña cantidad de leche en polvo o una bebida aceptada y aumenta a medida que tu hijo se acostumbre a ella.
- ◆ Haz licuados con ingredientes mezclados tales como leche de vaca, leche de soja o almendras, yogur, verduras y hortalizas, frutas, proteínas en polvo o mantequilla de cacahuetes. Pídele a tu dietista algunas recomendaciones. Ingredientes en los que tal vez nunca habías pensado podrían ser los que le gustan a tu hijo: mezcla instantánea para el desayuno, cereal de arroz para bebés, mantequilla de cacahuete, plátanos, mangos.

Intentar «colar» alimentos con precaución

Dada la popularidad de los libros de cocina «secretos», muchos padres intentan esconder alimentos ricos en nutrientes, como el ñame, en los macarrones con queso. Hemos escuchado a madres comentar que hornean *brownies* a escondidas por la noche, tirando los envases de espinacas al cubo de la basura del garaje para ocultar la evidencia. Pero hacer cosas a escondidas puede ser contraproducente. Las madres sospechan que, si son descubiertas, sus hijos desconfiarán, algo totalmente cierto. Y al niño con EPE, es muy difícil que le cueles cualquier cosa en unos fideos simples, por lo que usar ese método no es la respuesta. Si te funciona hacer las cosas a escondidas, hazlo con precaución. Pero si no quieres que tu hijo se entere de que estás haciendo las cosas a escondidas, probablemente reconsiderarás este método. Lo más seguro es que a él no le importe, así que si agregas alimentos o purés para mantener la nutrición, hazlo abiertamente y deja de hacerlo «a escondidas». Simplemente estás preparando comidas. Aquí hay algunas maneras de hacerlo:

- Agrega zanahorias o calabacines rallados o licuados (al principio, sin pelar) a los *muffins*. Deja que tu hijo presione el botón de la licuadora.
- Agrega puré de zanahorias o boniato en la salsa de los espaguetis.
- Haz panqueques con boniato. ¿Puede ayudarte tu hijo a mezclar los ingredientes, para que se vea lo que pasa?
- Intenta mezclar un cuarto de harina de repostería de trigo integral y tres cuartas partes de harina común en todas las recetas con harina, en lugar de utilizar sólo harina común.
- Agrega puré de manzana a los productos horneados.

Al principio, es posible que desees servir la nueva versión con el antiguo alimento favorito, o los nuevos panqueques con los acompañamientos aceptados. Podría ser más acertado avisarle a tu hijo por adelantado para que no rechace la versión «segura», preguntándose si se ha modificado. Di: **«Esta vez, intenté usar diferentes ingredientes con la mitad de los panqueques»**.

Jugos o purés

Algunos clientes han tenido buena suerte con las licuadoras. Muchos niños disfrutan poniendo los alimentos dentro y viendo cómo cae el jugo. Incluso si cuelas el jugo, como hacen muchos padres al principio para que sea aceptado, da a conocer sabores y aumenta la nutrición. Si puedes pagarla, una licuadora Vitamix licua con tanta fuerza que la mayor parte de la textura desaparece. Es posible que los niños acepten batidos Vitamix o helados congelados con frutas, o incluso espinacas, mientras que las mismas preparaciones se rechazarían con una licuadora estándar o una licuadora que deja restos de la piel de manzana o del tallo de las espinacas (algunas aseguradoras cubren los mezcladores Vitamix para alimentaciones caseras con sondas).

Si utilizas suplementos, mezcla alimentos ricos en nutrientes con productos horneados, o usa batidos, jugos y helados para apoyar la nutrición, asegúrate de ofrecer a tus hijos alimentos integrales. Tomemos, por ejemplo, los arándanos:

- Hornéalos en *muffins,* o compra un *muffins* de arándanos si no horneas.
- Prepara la mitad de un paquete de panqueques con arándanos.
- Sirve arándanos congelados en un tazón si tu hijo tiene habilidades motoras orales adecuadas. A tu hijo le pueden gustar especialmente las frutas o verduras congeladas.
- Sirve arándanos liofilizados a un niño al que le gusten los crujientes, o arándanos secos o cubiertos de yogur, a un niño que prefiere que sean masticables.
- Sirve arándanos en yogur o compra yogurt con sabor a arándanos de una marca que le guste a tu hijo.
- Prueba con la mermelada de arándanos.
- Prepara «helados» de yogur, helado o avena en diferentes tazones de ingredientes, incluidos los arándanos.

A veces, incluso con todas estas ideas para aumentar la nutrición, es posible que tu hijo aún no obtenga lo que necesita por vía oral. Trabaja con un dietista pediátrico, sigue el crecimiento de tu hijo y busca apoyo. Antes de recurrir a la restricción o a la alimentación forzada de tu hijo, considera complementar la ingesta a través de la alimentación por sonda. Consulta el capítulo 4 para conocer las reflexiones en torno a las sondas de alimentación.

Cuando no sabes o no puedes cocinar

Si no haces comidas porque no te gusta cocinar, no sabes cómo o no tienes tiempo, los alimentos preparados pueden ser de gran ayuda. La prioridad es que haya comida en la mesa, y vale la pena examinar cualquier tipo ayuda. Puedes aprender a cocinar cuando tengas el tiempo y la energía (cuando estés preparado, prueba una clase de cocina con un amigo o conviértelo en una «noche de chicos o de chicas» en la que te diviertas, aprendas algo nuevo y te inspires).

Las opciones que te ayudan a preparar comidas con poca o nula noción de cocinar incluyen:

- Bolsas de verduras y platos aptos para microondas.
- Mete el pan al horno (o la pizza).
- Pasta fresca, que sólo necesita un hervor rápido, servida con salsa preparada previamente.
- Ensaladas prelavadas, verduras precocinadas y frutas precortadas.
- Comidas congeladas preparadas que pones en la olla de cocción lenta por la mañana.
- Salchichas envasadas completamente cocidas y listas para calentar en el microondas o en el fogón.
- Pollo asado entero o de la sección de *delicatessen*, deshuesado.
- Centros de preparación de comidas, a los que puedes ir preparar lotes de comidas para el congelador; búscalos en Internet, en la web Easy Meal Prep Association.
- Deja que otros cocinen para ti: pide tarjetas de regalo o servicios de cocina como obsequio para tus cumpleaños o aniversarios, y si los amigos se ofrecen para ayudar en una crisis, pídeles que te preparen una comida.
- Además de amigos y familiares, hay tiendas que tienen comidas familiares preparadas que puedes recoger camino de casa o servicios de preparación de comidas que te la envían a tu lugar de trabajo.
- Muchas cadenas de restaurantes están añadiendo opciones de menús para comidas familiares, como servir primeros platos o guarniciones para cuatro personas.

Un electrodoméstico que optimiza la cocina casera es un segundo congelador. Si tienes espacio y recursos, tener uno puede facilitarte las compras con un tiempo y un presupuesto de dinero más eficaz: puedes congelar las comidas en lotes, congelar la carne que esté rebajada y comprar en cantidad y congelar panes o frutas para batidos. Las bebidas especiales o los alimentos para las alergias pueden ser costosos, por lo que si los encuentras rebajados, o si los compras a granel, y los congelas te permitirá ahorrar dinero.

Organizarse

La mitad del trabajo de planificar y preparar comidas es la organización. ¡Requiere tiempo y pruebas y errores! Habrá noches en que lo único que te hará falta para poder dar de cenar a tu familia será esa lata de salsa de tomate que no hay en la despensa. Planifica todo lo que puedas con antelación. Comienza por un menú aproximado para un fin de semana de comidas y tentempiés, con los alimentos que comes ahora. Si pides pizza, escríbelo en la planificación.

Planifica un viaje al supermercado para abastecer tu despensa y tu frigorífico con productos fáciles de preparar y de llevar para tentempiés o comidas fuera del hogar: zanahorias, yogures, queso, barras de cereales, cartones de leche, pasas, fruta deshidratada, bolsas de puré de manzana, galletas saladas, etc. Prueba una mezcla de alimentos con los que tu hijo se sienta cómodo y con los alimentos en los que estés trabajando, y siempre ten a mano algún alimento seguro.

Busca un recurso general para nuevos cocineros –como el libro de Ellyn Satter *Secrets of Feeding a Healthy Family* (2011)–, con recetas y consejos sobre cómo almacenar en una despensa y ejemplos de menús. El libro de cocina *The America's Test Kitchen Quick Family Cookbook* es otra buena fuente sobre cualquier cosa acerca de equipos esenciales o equipos de última generación. Las aplicaciones, los sitios web o el *software* de libros de cocina gratuitos te ayudarán a planificar y ser organizado: prueba Spinning Meals, All Recipe, Epicurious, Yummly, BigOven, Tony's Recipe Cookbook o plantoeat.com, entre otros.

Programa un fin de semana para limpiar tus alacenas o despensas y comenzar desde un nuevo punto de partida. Envía a los niños a la casa de la abuela o pide ayuda a un amigo. Tira los alimentos caducados y regala los artículos que no quieras ni cocinar ni comer. Organiza productos enlatados, pastas, especias, etc. Haz una lista de productos básicos que no pueden faltar en tu despensa, si quieres, utilizando uno de los recursos enumerados anteriormente para inspirarte. ¡Si realmente estás atascado, puedes contratar a alguien para que organice tu cocina y tu despensa!

Ten en cuenta las habilidades y preferencias de tu hija

Si tu hija con EPE está luchando contra habilidades motoras orales específicas o contra texturas, busca alimentos que coincidan con sus habilidades y tolerancia. Los niños tienden a ir por el camino que ofrece menor resistencia (¿verdad?), pero hacer que las cosas sean cómodas no quiere decir servir sólo alimentos que ya son seguros. Recopilar lo que sabes sobre las habilidades de tu hija y las características de varios alimentos y utilizar un poco de creatividad contribuirá en gran medida a diversificar los alimentos que podrían ser aceptados. Aquí hay una lista de referencia de los tipos de alimentos y las habilidades motoras orales requeridas para cuando necesites ideas sobre los alimentos que tu hija puede manejar y los alimentos para desafiar y mejorar sus habilidades.

Purés
La comida incluye alimentos para bebés en la etapa 1 y 2, puré de manzana, yogur, pudin, comidas pasadas por el triturador, pasta triturada y carnes trituradas con caldo.

Las habilidades motoras orales necesarias incluyen poder sorber (la lengua se mueve hacia arriba y hacia abajo) o succionar (la lengua se mueve hacia adentro y hacia afuera) y la capacidad de cerrar los labios alrededor de la cuchara y la comida.

Purés con trocitos
Los alimentos incluyen guacamole, refrito de judías, plátano con tenedor, puré de raviolis en salsa, harina de avena, humus, ensalada

de pollo finamente molida o triturada y yogur con trozos de fruta blanda.

Las habilidades motoras orales necesarias incluyen chupar o succionar, la capacidad de cerrar los labios alrededor de la cuchara y la comida, y el movimiento de la mandíbula y la lengua hacia arriba y hacia abajo.

Triturados o textura sólida blanda

Los alimentos incluyen hamburguesas, pavo o pollo triturado, *nuggets* de pollo, palitos de pescado, panecillos de carne molida, patatas asadas sin piel, aguacate, trozos de plátano, pasta blanda (ravioles, lacitos, tortellini), panes blandos, pescado, patatas fritas, arroz y judías.

Las habilidades motoras orales necesarias incluyen chupar o succionar, la capacidad de cerrar los labios alrededor de la cuchara y la comida, y el movimiento de la mandíbula y la lengua hacia arriba y hacia abajo con un simple movimiento de la lengua de lado a lado.

Cortada en trozos grandes

Los alimentos incluyen cóctel de frutas, verduras al vapor en dados, verduras y hortalizas crudas en dados (pepino, tomates) o frutas (kiwi, melocotones, fresas), galletas saladas, patatas fritas, pollo al horno y frutos secos blandos, como los anacardos.

Las habilidades motoras orales incluyen chupar o succionar, la capacidad de cerrar los labios alrededor de la cuchara y la comida, de mover la mandíbula y la lengua hacia arriba y hacia abajo, el movimiento de la lengua de lado a lado y el movimiento de la mandíbula vertical y diagonal, con fuerza para romper los trozos.

Texturas duales, múltiples o difíciles

Los alimentos que incluyen son: manzana sin pelar, uvas, arándanos, gajos de naranja, sándwiches, sopa de verduras, bistec, verduras y hortalizas crudas duras (zanahorias, apio, pimientos) y frutos secos duros, como las almendras.

Las habilidades motoras orales incluyen chupar o succionar, cerrar los labios alrededor de la cuchara y la comida, el movimiento de la mandíbula y la lengua hacia arriba y hacia abajo, el movimiento de la lengua lateral, en vertical, en diagonal y el movimiento de rotar la mandíbula, con fuerza para desmenuzar los trozos y controlar la mordedura sostenida en algo duro en los molares.

Muchos niños progresan y pasan de comer purés más líquidos a purés más espesos, como se describió anteriormente; sin embargo, es posible que los niños con problemas de motricidad oral no toleren el goteo de alimentos que se mueven rápidamente en la boca. Parece contradictorio, pero a estos niños a menudo les van mejor consistencias *más espesas*, como purés con arroz para bebés o cereales de avena.

Emparejamiento de preferencias sensoriales

Para el buscador sensorial, prueba alternativas crujientes o añadidos a los alimentos que haya probado. Tener un elemento crujiente sobre la mesa, que tu hijo puede alternar con otros alimentos, puede ayudarle a mantener la conciencia oral. Las verduras, hortalizas y frutas vienen en un amplio surtido de variedades crujientes y masticables, que van desde la liofilización al secado y tostado y de salado a dulce. Muchos niños necesitan una combinación específica de alimento crujiente pero que se pueda fundir: piensa en Garden Veggie Straws[1] o Gerber Graduates Puffs,[2] que se deshacen con poca masticación. Cheerios, uno de los primeros alimentos crujientes que se da a los bebés, no se deshacen tan rápidamente. Muchos buscadores sensoriales desean sabores fuertes; ¡Jenny dice que los Cheetos Puffs son la comida preferida de sus clientes por esa misma razón!

EJERCICIO: Si tu hijo sólo puede masticar hacia arriba y hacia abajo o con sus dientes frontales, prueba a hacerlo tú mismo y observa qué sucede. Probar los alimentos antes de dárselos a tu hijo te ayuda a comprender mejor si puede y cómo puede enfrentarse a ello.

---

1. Bolsas de *snacks* que combinan patatas fritas y hortalizas en forma de palitos finos. *(N. de la T.)*
2. Snacks de cereales con frutas (plátano, fresas, etc.). *(N. de la T.)*

Sé creativo (o busca una receta)

Hay miles de libros de cocina y un sin fin de recetas en Internet. Teniendo en cuenta las preferencias de tu hijo, busca específicamente formas diferentes (¡para ti!) de preparar comidas familiares. Cuando el hijo de Jenny renunció al brócoli después de comerlo cuando era pequeño, intentó algo diferente. Le encantaba la salsa de soja, así que Jenny puso brócoli con salsa de soja y *voilà*, ¡se lo comió! A los niños que les encantan los alimentos crujientes o salados les pueden gustar las verduras y hortalizas asadas al horno con parmesano espolvoreado en la parte superior y horneado crujiente, o una verdura asada con sal marina gruesa.

Muchos cocineros caseros exitosos crean un repertorio de comidas que aparecen regularmente. Katja ha descubierto que de cada cuatro nuevas recetas que experimenta, una pasa la prueba, teniendo en cuenta la complejidad, el coste y el sabor. Deja que tu familia se una al proceso de calificar las recetas nuevas. ¿A quién le gustó qué y por qué? Un guiso delicioso que tardas tres horas en hacerlo no aparecerá a menudo si hay una alternativa sabrosa y menos complicada. Si conoces a un gran cocinero casero, hazle preguntas, obsérvale cuando cocina, pídele recetas y mete la nariz en su despensa (¡con su permiso!).

Introducir nuevos alimentos

Echa un vistazo en tu supermercado en busca de verduras, hortalizas y frutas que no hayas comprado antes o ve a los mercados de venta directa de los agricultores. Si te preocupa que lo que compres no se vaya a comer, desperdiciando comida y dinero, compra una pera asiática o un calabacín, o un paquete de *snacks* de galletas diferentes en lugar de una caja entera. Has de saber que, durante un tiempo, desperdiciar comida forma parte del proceso. Reformula el concepto de desperdicio: si no ofreces alimentos nuevos o retadores, ¡es una *oportunidad* perdida! Un niño que tiene permiso para no comer es más propenso a probar algo nuevo. Para minimizar el desperdicio:

- ♦ Compra cantidades pequeñas o comparte con otra familia.
- ♦ Haz porciones más pequeñas de los alimentos nuevos.

- Sirve los alimentos en recipientes con tapas y coloca las sobras directamente en el frigorífico.
- Cocina y congela.
- Busca descuentos en artículos desconocidos.

Una noche a la semana prepara una «degustación» familiar para explorar una receta o comida nueva, sin presión. Si, entre ellas, una sale ganadora, compra más la próxima vez. El hijo mayor de Jenny descubrió la jícama después de que su maestra de español la mencionó. Pensó que el nombre era increíble y le pidió a Jenny que comprara. Ni siquiera ella la había comido nunca, pero buscaron información en Internet y probaron unas crujientes rebanadas de jícama con mantequilla de almendras para la merienda: ¡se convirtió en un nuevo favorito de la familia!

Preparar y servir carnes

Preocuparse por la ingesta de proteínas, o porque los niños que no comen carne, es una de las grandes inquietudes de muchos padres que tienen que lidiar con una alimentación extremadamente exigente. Los *nuggets* de pollo son, a menudo, la única carne que come su hijo. Es comprensible si tenemos en cuenta que lo crujiente (pero no denso) es lo adecuado para un niño que necesita más aportes, y que el pollo requiere poca masticación. Los *nuggets* de pollo aparecen casi siempre en la lista de alimentos seguros para los niños a los que Jenny diagnostica problemas de masticación.

Muchas carnes son duras o correosas. El niño con mandíbula y estabilidad de la lengua deficientes mastica y mastica, y luego lo escupe. El niño con hipersensibilidad a la textura puede ponerlo en su boca y luego escupirlo. No se tarda mucho en descubrir qué carnes puede comer y cuáles habrá que posponer. Preparar carnes de forma atractiva, que coincidan con el nivel de habilidad de tu hijo, optimiza sus posibilidades de éxito. Aquí te ofrecemos algunos consejos:

- Recuerda darle una servilleta de papel para que tenga una opción discreta de escupir la comida.
- Utiliza una olla de cocción lenta para ablandar las carnes y deshacer algunas de las fibras más duras.

177

- Mezcla los alimentos nuevos con los que le son familiares. Prueba los *nuggets* de pollo con empanado integral, o hazlos en casa. Sirve la nueva versión al lado de la ya probada y presenta las dos versiones de la misma manera. Permítele elegir los que él reconoce sin hacer comentarios.

- Utiliza el asador para dorar la parte exterior de las carnes, o fríelas para conseguir que el pollo empanado, el tofu e incluso los huevos revueltos tengan un recubrimiento crujiente. Compra bolsas Shake'n Bake[3] o haz tu propia capa crujiente con una galleta de las aceptadas, como Ritz o Goldfish. Fríe el tocino hasta churruscarlo o saltéalo en el microondas para que quede crujiente.

- Usa sus condimentos favoritos (salsa de tomate, salsa ranchera, kétchup, teriyaki, salsa de soja) para cubrir pollo, pavo o ternera (incluidas albóndigas o trozos de carne picada) al cocinar o como salsa para mojar. Sirve carnes trituradas con salsas aceptadas, como bocadillo de carne picada con cebolla y tomate en pan de hamburguesa, tacos blandos (o picantes) o condimento de chile, o salsa de carne con espaguetis.

- Cambia la manera de presentar los alimentos. Corta embutidos o quesos en diferentes formas con moldes de galletas, haz brochetas con trozos de pollo o prepara dados pequeños de pollo, de embutido o camarones. Cuando se sirven con queso, galletas saladas y un alimento para untar (humus, guacamole, crema de queso), tu hijo puede improvisar unos aperitivos de lujo.

- Sirve carnes sin empanar como pollo asado o cortes de cerdo tiernos si tu hijo tiene las habilidades motoras orales. Incluso si mastica la carne y la escupe, le queda el sabor y algo de hierro, y está trabajando en la masticación.

- Haz que el tamaño sea más manejable. Una hamburguesa entera empanada puede abrumar, pero una hamburguesa preparada como si fueran «albóndigas» puede parecer más factible; o haz minihamburguesas con panecillos más pequeños.

---

3. Bolsas de pollo empanado crujiente. *(N. de la T.)*

- Prueba con perritos calientes mini o con salchichas rebozadas en harina de maíz.
- Tritura el pollo en una trituradora y sírvelo en un bol para poner sobre galletas o comerlo con una cuchara. Agrega salsas, aderezos o caldo para mojar.

Preparar y servir frutas y verduras

La ingesta deficiente de verduras, y frutas en menor medida, suele ser una de las principales preocupaciones de los padres. Las verduras no suelen ser los alimentos preferidos de un niño; sinceramente, cuesta más hacer que les gusten. Las frutas son más dulces y fáciles para gustar, pero la textura jugosa y los huesos de algunas frutas pueden ser un obstáculo. Intenta presentaciones novedosas o utiliza condimentos para aumentar las oportunidades de aproximación. Por ejemplo:

- Sirve la versión cruda de verduras y hortalizas que cocines normalmente para preparar una comida o un tentempié.
- Incluye dips (humus, mantequilla de cacahuete, sirope de caramelo, yogur, crema agria y cebolla), salsas rancheras o de yogur, kétchup u otros condimentos.
- Continúa sirviendo verduras, sin hacer comentarios; no olvides los tentempiés.
- Sirve verduras y hortalizas de diferentes maneras. Tu hijo podría rechazar una zanahoria pequeña, pero podría comer trozos de zanahoria en forma de moneda, chips de zanahorias asadas o palitos de zanahoria.
- Añade grasa, sabor e incluso azúcar. Agregar un poco de azúcar ayuda a muchos niños a superar el sabor amargo de algunas verduras y hortalizas. Cocina a fuego lento las zanahorias picadas en caldo y echa media cucharadita de azúcar moreno o miel y un poco de mantequilla.
- Prueba las verduras y hortalizas asadas: boniato, calabaza, zanahoria, judías verdes, taro e incluso okra. Son crujientes y un poco saladas, y tienen un sabor y una textura que se asemejan a los de las patatas fritas favoritas de tu hijo.

- Los productos a granel: mangos secos, pasas cubiertas de yogur, dátiles, chips de verduras; compra un poco para probar.
- Pon diferentes ingredientes (semillas de sésamo, fideos *wonton* crujientes) en una comida e incluye ensalada o verduras.

El aspecto importa

Tu hijo con EPE podría verse afectado por el caos visual: alimentos que se tocan o se ven diferentes. La forma, el tamaño y la apariencia de los alimentos cambian cada vez que se da un bocado, y esto puede crear ansiedad en un niño al que no le gusta el cambio. La mayoría de los niños pasan por una fase en la que ponen mala cara delante de comidas con especias o verduras visibles. Si tu hijo necesita sacar las bayas de un *muffin* o comer sólo de los bordes de una cazuela, déjalo, sin comentarios. Permite que corte las cortezas de pan, o hazlo por él.

Muchos niños se dan cuenta de que ha cambiado la apariencia de una comida o incluso de una fuente para servir. Evita servir comidas directamente en los envases originales siempre que sea posible. Tu hijo puede aferrarse a la marca familiar, originando una situación imposible si el fabricante decide cambiarla o si no puedes conseguir ese recipiente concreto. Aquí tienes algunos consejos:

- Lleva una fuente a la mesa con su cuenco preferido y muéstrale a tu hijo cómo puede poner la comida en su cuenco. De esta manera, observa que moverlo de un recipiente a otro no lo cambia.
- Olvídate de las especias, la pimienta o las hierbas picadas mientras cocinas y deja que cada uno agregue las que prefiera en la mesa.
- Coloca los boles para servir a una distancia aceptable de tu hijo y permítele tener sus múltiples cuencos pequeños o una bandeja estilo cafetería.
- Pregúntale a tu hijo si quiere algo cortado o no: es más fácil cortar algo que volver a unirlo, y es posible que quiera cogerlo y morder los pedazos.

Caliente o frío

Ten en cuenta cómo la temperatura cambia la consistencia y el atractivo de los alimentos, como la avena. ¿Te comerías un cóctel de gambas caliente o un estofado de ternera frío? Tu hijo tiene sus propias preferencias. Si tu hijo prefiere los alimentos a temperatura ambiente, añade cubitos de hielo a las sopas calientes o estofados, coloca la comida en la nevera brevemente para que se enfríe, remueve la comida o enséñale a soplar para que se enfríe. Si un alimento se ha enfriado y tu hijo lo prefiere caliente, tú (o tu hijo mayor) podéis ponerlo en el microondas durante la comida. Para el niño que prefiere los alimentos fríos, prueba las frutas y verduras congeladas, el yogur o el batido para introducir diferentes sabores o sirve alimentos directamente del frigorífico.

Construir puentes hacia nuevos alimentos

Aprender a que te gusten alimentos nuevos es algo así como aprender un idioma nuevo. Si estás inmerso en un idioma, aprendes porque tienes que comunicar tus necesidades y deseos, y sucede de forma natural. La *inmersión en los alimentos* ocurre cuando tu hijo se sienta a la mesa contigo todos los días y domina con soltura los alimentos que come su familia. Pero tu hijo necesitará puentes que pueda cruzar para acceder a los alimentos de su familia. Construir esos puentes puede marcar la diferencia.

Expectativas realistas

No esperarías que un niño con retrasos motores aprenda a montar en bicicleta a la misma edad que sus compañeros que tienen un desarrollo típico, o en una tarde. Cuando los padres tienen expectativas poco realistas sobre cuánto tiempo tardará su hijo en comer una variedad de alimentos más típica, es difícil para ellos ver el progreso que está teniendo lugar. Incluso cuando tu hijo ve los alimentos una y otra vez, lleva su tiempo. Un hermano podría diversificarse después de dos o diez exposiciones a ese alimento, pero el niño con EPE puede necesitar docenas o cientos. No te desanimes ni desistas antes de que tu hijo tenga la oportunidad de intentar dar los primeros pasos hacia el puente.

Cuando no hay puente

Si tu hijo sólo está comiendo comidas procesadas, muy sabrosas, o comida rápida, y tú sólo comes comidas con bajo contenido en grasa, como pollo asado o pescado y verduras al vapor, esperar a que dé el salto a tus comidas relativamente blandas será un obstáculo. Como dijo un padre: «Simplemente no veo cómo puede pasar de comer *nuggets* y gofres de quinoa y pollo asado». Francamente, nosotros tampoco lo vemos. Si comes alimentos pensando sólo en sus beneficios para la salud y no le das importancia al sabor, la motivación de tu hijo para diversificarse será nula. No hay puente que una ese gran desfiladero.

Los niños, particularmente aquellos que luchan contra la comida, no se sienten motivados para comer alimentos sólo por los beneficios para la salud, argumento que no pueden comprender. Si tú mismo comes sólo para que proporcionen energía a tu cuerpo o pensando exclusivamente en tu salud, no sólo será complicado cambiar las comidas que preparas, sino que será visto como una imposición. Tu hija progresará sólo si disfruta con lo que prueba, y la mayoría de la gente prefiere las comidas con algo de grasa y sabrosas.

Construir puentes por encadenamiento o fundido

Puedes ayudar a tu hijo a hacer la transición a alimentos nuevos a través de las características (sabor y textura) de los alimentos que ya disfruta. Esta idea se ha denominado vinculación o puente, pero a menudo se la denomina «encadenamiento de alimentos», un término acuñado por Cheri Fraker (Fraker *et al.,* 2009). El libro, con el mismo nombre, incluye, entre otras sugerencias útiles, listas de alimentos para cambiar o encadenar. Por ejemplo, si a tu hijo le gusta el queso, puedes pasar a una galleta con sabor a queso, poner salsa de queso sobre el brócoli o mezclar queso con los huevos revueltos. Si le gustan los crujientes y los dulces, prueba con las palomitas de maíz o las rodajas de piña deshidratada. Incluso los condimentos pueden proporcionar ese puente.

Ejercicio: Escoge dos o tres características para cada alimento de la lista de comidas seguras de tu hijo. ¿Es crujiente o suave? ¿Sabroso o dulce? ¿Salado o sabor queso? ¿Seco o jugoso? ¿Caliente o frío? Piensa en alimentos con características similares.

Un enfoque similar, llamado «fundido», produce cambios mínimos en un alimento aceptado, como agregar una pequeña cantidad de yogur de melocotón al yogur de vainilla y aumentar gradualmente el de melocotón. Piensa en el fundido como pequeños cambios paulatinos en un alimento, mientras que el encadenamiento vincula un alimento a otro a través de propiedades comunes, como la textura crujiente.

Puentes cognitivos

Al niño con EPE pueden asustarle las pequeñas diferencias en los alimentos, por lo que el objetivo es ayudarle a percibir las similitudes. ¿Recuerdas el «pollo-bistec»? Facilitarle a tu hijo este tipo de conexión, con un alimento con el que está familiarizado le ayuda a descubrir un alimento nuevo. Podrías decir: «**Esto es una galleta de queso. Sabe a queso, pero es crujiente como tus otras galletas**». O: «**Esto es pasta como los espaguetis. ¡Son tus espaguetis-lacitos!**». O: «**¿Ya sabes cómo hago estos panecillos de calabacín? Pues ahora he hecho panecillos de zanahoria y calabacín**». O: «**¿Sabías que a *Bunny-boo* le encantan las zanahorias?**».

El último ejemplo es una clave de contexto que es un poco más divertida: un niño obsesionado con los conejos, por ejemplo, puede sentir curiosidad por las zanahorias si descubre que a los conejos les gustan las zanahorias. Un niño no verbal con autismo comenzó a comer comida para perros del cuenco del perro, exasperando a su madre. Jenny sugirió servir la comida familiar en la mesa en cuencos idénticos al cuenco del perro. ¿Por qué no? El niño estaba comiendo diez alimentos nuevos en unos días, y poco tiempo después empezó a usar un plato normal. Éste es un ejemplo de puente cognitivo: la visualización del cuenco.

Puentes de sabor

Si una comida no sabe bien, es poco probable que los niños vuelvan a por más. Como se dijo anteriormente, la nutrición no motiva a la gran mayoría de niños; tu objetivo es que comer les resulte una experiencia placentera. Pero los niños pueden aprender a encontrar más alimentos que sepan bien. Comienza por los sabores que le gustan a tu hijo: sabroso, salado, dulce, agrio o ácido. Crea un repertorio de comidas en base a esos sabores que podrás convertir en oportunidades de comer.

Puentes de condimentos

Los padres expresan con frecuencia su renuencia a servir salsas y aderezos, preocupándose de que el niño no aprenda a comer comidas simples, sin condimentos, o por las implicaciones que tiene para la salud la grasa, el azúcar o la sal. Piensa en el kétchup y en aderezos como elementos de apoyo; probablemente no tengas a un adolescente poniéndose kétchup en el arroz o la mazorca de maíz (pero, si lo hace, sobrevivirás). Muchos adultos prefieren comerse el bistec con salsa de carne, o les encanta el punto de tabasco, sal, pimienta u otros condimentos. A los niños se les debe permitir hacer lo mismo.

Los condimentos ayudan a los niños a asimilar alimentos nuevos. Si a un niño le gusta el pollo con kétchup, prepárale otras carnes (o patatas) con kétchup. Para comidas más duras o secas, como las carnes, añade jugosidad con salsas y aderezos, que las hace más fáciles para lidiar con ellas. Ten diversas opciones, como kétchup, salsa ranchera, aderezo casero de miel y mostaza o salsa picante en la mesa durante las comidas y los refrigerios.

Puentes dulces

Agregar un poco de dulzor hace que muchos alimentos sean más agradables, especialmente cuando la comida es naturalmente amarga, como el brócoli o las coles de Bruselas. Si bien el azúcar blanco está bien, existen alternativas que proporcionan dulzor junto con algunos beneficios nutricionales. La miel, el néctar de coco, el néctar de agave y la melaza son algunos de los que puedes probar. La compota de manzana es buena para hornear y puede sustituir hasta la mitad del azúcar en una receta de pasteles, o puede agregarse a más recetas para obtener dulzor adicional, como en los panqueques. Un plátano maduro puede sustituir el azúcar cuando cocinas en casa o puede endulzar un pudín. Mezcla plátanos congelados con otros ingredientes en un batido. Los puentes dulces ofrecen oportunidades para probar nuevos sabores y texturas.

Puentes líquidos

Muchos niños son menos especiales con los líquidos que con los alimentos sólidos. Emplear jugos, néctares o batidos para introducir sabores puede ser más fácil que introducir un sabor en su forma completa. Aquí te sugerimos algunas ideas:

- Si a tu hijo le gusta el jugo de manzana, trata de servir en una taza divertida con una pajita la mitad de compota de manzana y la mitad de jugo de media manzana.
- Mezcla el jugo de manzana con un poco de yogur y congélalo en bandejas de cubitos de hielo con palillos de dientes o en un molde congelado fácil de retirar para tener un regalo congelado.
- Para el niño que disfruta del jugo de naranja, haz batidos de naranja.
- Prueba con un exprimidor para que tu hijo pueda ver de dónde viene el jugo de naranja; tal vez, podría chupar el jugo directamente de la naranja.
- Prueba las bebidas de fruta con base de soja, que tienen la consistencia de la leche, pero con una variedad de sabores que proporcionan más proteínas y calorías que el jugo.
- Sirve sopas suaves como la sopa de tomate, puerro o calabaza en una taza; tu hijo no puede comer sopa con una cuchara, ¡pero puede beberla!
- Ofrece Yo-J (jugo de naranja y mezcla de yogur) o yogur bebible (mezcla en la leche si es una bebida aceptada y aumenta gradualmente la cantidad).

Para el niño que sólo bebe agua o leche sola, incrementa gradualmente sabores con el método de «fundido» mencionado anteriormente. Cambiar el color puede ser el punto por dónde empezar. Introduce colorantes alimentarios (colorantes naturales, si lo prefieres) para que tu hija los pueda extraer en agua o leche. Puedes hablar sobre los colores cuando los mezclas. Después de asegurarle que no tendrá un sabor diferente, puedes ver si quiere probar tu agua verde. Si tu hija bebe felizmente el agua coloreada, la próxima vez observa si está preparada para agregar cubitos de hielo con sabor. Mezcla la mitad de agua y la mitad de jugo (prueba el jugo de uva blanca si crees que el hielo coloreado le molestará), haz cubitos de hielo pequeños y deja que agregue uno al agua que está tomando. Los primeros sorbos no tendrán un sabor diferente, pero a medida que el hielo se derrita, el agua tendrá un sabor ligeramente diferente. Si no es una experiencia positiva, saca el cubito de hielo o vacía el vaso y pon agua limpia. Lo último que quieres es arruinar una bebida segura. Ten cuidado con la leche si es una fuente importante de nutrición.

El niño que se resiste a beber

Los líquidos pueden hacer de puentes hacia sabores nuevos, ¡a menos que a tu hijo no le guste beber! Los niños pueden beber cantidades diferentes y estar sanos. Algunos niños (especialmente aquéllos con antecedentes de aspiración o problemas con líquidos) se resisten a beber o no parecen beber lo suficiente y pueden tener la orina de color amarillo oscuro o concentrado o estreñimiento crónico (la deshidratación contribuye al estreñimiento). Evita la tentación de presionar para que beba líquidos. Al igual que con la comida, presionar a un niño para que beba puede ser contraproducente. Piensa en las preferencias sensoriales de tu hijo o en las insuficiencias motoras orales a medida que optimiza la ingesta de líquidos. ¿Podrías proporcionar líquidos de una manera más manejable o atractiva?

- Para el niño que prefiere los sabores fuertes, piensa en jugos ácidos como los arándanos o la granada, añade lima o jugo de limón a las bebidas, o mezcla el jugo con agua con gas.
- Si la ingesta de líquidos es tan baja como para causar problemas y tu hijo prefiere bebidas con sabor (potenciadores de agua MiO,

Hansen's Natural Fruit Stix o jugos diluidos), puedes ofrecerlos entre comidas, pero ten cuidado de no le quiten el apetito. (Lo mejor sería darle sólo agua entre las oportunidades de comer).

- Prueba con una taza diferente, un biberón o un vaso con pajita. Una madre se sorprendió cuando su hijo, tan contento, bebió agua de un elegante vaso con una rodaja de limón que le trajo una camarera.

- Deja que tu hijo utilice el dispensador de agua del frigorífico o compra un enfriador de agua que ellos mismos puedan hacer funcionar. Un mayor control podría motivarlos a beber y prestar atención a las sutiles señales de la sed.

- Mantén los vasos en un lugar donde los niños puedan alcanzarlos fácilmente; tal vez en un recipiente pequeño cerca del frigorífico.

- A algunos niños con problemas motores orales no les gustan los líquidos con poca densidad porque pasan demasiado rápido hacia atrás, en la boca. Prueba con leche o néctares de fruta ligeramente más espesos que son más fáciles de tragar. Un dietista pediátrico puede sugerir espesantes alimentarios.

- Prueba batidos hechos con cubitos de hielo, jugo o frutas congeladas.

- Convierte el refrigerio vespertino en una merienda con un líquido preferido.

- Aumenta la ingesta de líquidos con frutas como sandía o uvas troceadas. Las frutas tienen un alto contenido de agua y fibra.

- Prueba los tés de frutas descafeinados, como el de sabor a limón o bayas, que se sirven tibios o fríos. Añade miel o azúcar, si es necesario. Los niños también pueden disfrutar de té helado en verano.

- Sirve hielo granizado o picado en un plato o taza con una cuchara; puedes servir un poco de jugo o simplemente dejar que se coma el hielo.

- Prueba la leche con sabores: chocolate, fresa o vainilla, o pajitas con sabor a leche.

- Ofrece gelatina, helados o sorbetes para el postre.

- Sirve copas de frutas o frutas envasadas que tengan el 100 por 100 de jugo y deja que tu hijo tome el jugo.

Mejorar el control motor oral o encontrar el vaso correcto (consulta en Internet nuestra página de «Recursos» www.newharbinger.com/31106), con la ayuda de un patólogo del habla y el lenguaje con experiencia, puede hacer maravillas para la predisposición a beber de tu hijo.

La elección de tu hijo puede ser un puente

Algunos padres primerizos en el concepto de la división de responsabilidades (tu trabajo: qué, cuándo y dónde, el trabajo de tu hijo: sí y cuánto) piensan que si su trabajo es decidir qué comer, no pueden dejar que el niño tome decisiones o haga sugerencias. A menudo escuchamos: «¿Qué pasaría si mi hijo me pidiera algo y yo le permitiera tenerlo?». Hay margen para la flexibilidad y, a veces, cuando un niño puede elegir o tiene algo que decir, eso puede motivar o tender un puente hacia un alimento nuevo. Por lo general, siempre y cuando seas tú quien decida cuáles son las opciones, no sólo está bien, sino que es respetuoso tener en cuenta las decisiones de tu hijo, ayudándole a sentir que tiene más control y que está menos ansioso. Los niños mayores, que pueden estar acostumbrados a prepararse sus propios bocadillos e incluso comidas, apreciarán que se los incluya en la planificación del menú. Di: **«¿Qué prefieres Ritz o Cheez-Its para merendar?»**. O: **«¿Te gustaría cortar el plátano o lo quieres entero?»**. O: **«¿De qué te gustaría el batido, de arándanos o de fresas?»**.

Si tu hija sugiere un alimento para una comida o merienda, y te parece bien, puedes permitirlo. Por ejemplo, si dice: «Mamá, ¿podemos comer arroz con el pollo de esta noche?», di: **«Buena idea, haré arroz»**. De lo contrario, podrías decir algo como: **«Ya comimos arroz anoche –esta noche comeremos fideos–, ¿los quieres lisos o rizados?»**. Si tu hija no puede decidir, o si te dejas arrastrar por la negociación, pospón las opciones de oferta por ahora.

Dulces y delicias

Ya hablamos de servir el postre con la comida. La segunda parte para ayudar a tu hijo a aprender a manejarse con alimentos que le son de gran interés es «la merienda deliciosa». Se parece a esto: una o dos veces por semana, sirve una merienda que incluya algo especial, bien que le resulte especialmente delicioso o bien sea un alimento por el que muestre gran interés, y déjale comer tanto como quiera. Cuando los dulces o las galletitas constituyen, de hecho, la parte principal de la merienda de un niño, introducirlos dentro de la rotación de comidas y meriendas le ayuda a aprender a colocar estos alimentos en su rutina. Esto se hace ofreciéndoselos como una porción de postre en una comida y, de vez en cuando, un plato de galletas para merendar.

Por ejemplo: después de la escuela, prepara su pudin de chocolate favorito y déjale que lama la cuchara o el tazón. Sentarse y disfrutar de una merienda con leche y, quizás también, con una fruta favorita, hace que la alimentación tu hijo sea un poco más equilibrada. Si la merienda consiste, principalmente, en carbohidratos, como los dulces, intenta ofrecer un poco de grasa y proteínas (tal vez con leche entera).

Puede asustarte, porque tu hijo, al principio, puede comer mucho en la merienda; alguna vez, muy raro, puede que coma tanto que incluso se ponga enfermo. Sin embargo, revolotear a su alrededor y advertirle de que no coma demasiado puede ponerle ansioso y que quiera aún más (recuerda que a los niños les gusta hacer lo contrario de lo que les dicen sus padres). Si puedes aprender a tolerar que coma más de lo necesario, entonces, a la larga, tendrías que ver que tu hijo come menos alimentos de gran interés y pide esos alimentos con menos frecuencia.

Dejar alimentos fuera

Si tu hijo tiene ciertos alimentos que te pide insistentemente, como una galleta, una barra de granola, un palito de queso o una bolsa de puré de manzana, mantenerlos fuera de la vista puede disminuir tu enojo. (Nota: ocasionalmente, esconder comida durante la infancia es normal). Muchos niños, cuando ven galletas o su alimento favorito lo pedirán, tengan hambre o no, si es un alimento seguro o si están aburridos. Mantener las golosinas en un armario de la cocina y darles alguna de vez en cuando ayuda a los niños a aprender a incorporarlas a una dieta equilibrada.

Circunstancias especiales

¿Qué pasa si tu hijo no come bien en la escuela o cae enfermo, o si tiene restricciones religiosas o dietéticas? Puedes apoyar su alimentación incluso frente a estos retos.

Comida para llevar

Si tratas de incluir más variedad de alimentos, pero el táper del almuerzo de tu hijo regresa intacto día tras día, respeta su necesidad de alimentación y disponibilidad. Está bien, especialmente al principio, poner alimentos que es muy probable que tu hijo coma. Si puedes, ve alternando alimentos escogidos de su lista «segura», o incluye cantidades pequeñas de alimentos que supongan un poco más de reto. Investiga otros obstáculos:

- ¿Cuánto tiempo tiene para comer tu hijo?
- ¿Puede abrir los tápers sin ayuda?
- ¿La temperatura es un problema? ¿Puedes congelar tubos de yogurt para que estén fríos a la hora del almuerzo?
- ¿El almuerzo está justo antes del recreo, y entonces está ansioso por salir para maximizar el tiempo de juego?
- ¿Come cuando lleva su traje de nieve o con guantes o un sombrero que se interponga en su camino?
- ¿Los adultos u otros niños le presionan para que coma?

Supervisa cómo van las cosas y avanza a su ritmo. Un niño exigente típico, que comía una buena variedad de alimentos, se puso ansioso cuando su familia se trasladó al extranjero, rechazando cualquier cosa para el almuerzo en su guardería nueva que no fuera mantequilla de cacahuete y gelatina. Durante las primeras seis semanas, eso fue lo que le puso su madre en el táper, y cuando aprendió un poco el idioma e hizo algunos amigos, su ansiedad general disminuyó y agregó más variedad.

Cuando vuelva de la escuela, recuerda no preguntar sobre el almuerzo o mirar, antes de nada, en su táper. Si por alguna razón no come mucho para almorzar, ten preparado un bocadillo para cuando llegue y tenga hambre.

Cuando tu hijo está enfermo

Cuando un niño con EPE está enfermo con una infección estomacal o un catarro, a veces, se les dice a los padres que incluso así tienen que conseguir que coma la misma cantidad de bocados o de gramos «sí o sí». Muchos padres han compartido lo difícil que es para ambos y sus hijos seguir este consejo.

Temas de reflexión: Cuando estás enfermo, ¿Tienes apetito? ¿Quieres comer más o menos? ¿Depende de si es un catarro o un virus estomacal?

Si tu hija no se encuentra bien, tienes que responder a sus necesidades. Permítele chupar helados o mordisquear gelatina todo el día, o beber caldo en un termo en la cama. Sé flexible con la estructura marcada y satisface sus necesidades (y las tuyas). Consulta al médico de tu hija cuando está enferma. Ten fe en que, a medida que mejore, tú y ella podréis retomar el camino de los pasos, incluso si tarda unos días: basándonos en nuestra experiencia, es lo que sucede casi siempre.

Planificación de comidas con restricciones

Cuando un niño tiene dificultades, ya sea por problemas estomacales, estreñimiento o problemas de comportamiento o de aprendizaje, algunos padres consideran las intervenciones dietéticas como parte del tratamiento. Los estudios que hemos visto acerca de las intervenciones dietéticas, en general, no son muy claros, y las experiencias de los padres son contradictorias. Las intervenciones dietéticas específicas van más allá del alcance de este libro, pero si investigas y optas por buscar un especialista en dietas, estar en el momento que toca en el programa PASOS+ será clave para el éxito del proceso que, generalmente, debería durar un mínimo de tres a seis meses. Ten en cuenta que seguir dietas de eliminación mientras el niño todavía tiene problemas para comer puede empeorar los conflictos de poder y el apetito. A menudo, los alimentos favoritos de un niño son los primeros en irse: macarrones con queso, pastas, panes y leche. Quitar alimentos seguros le puede hacer sentir más ansioso y provocar una regresión.

Una dieta de eliminación significa nuevas formas de cocinar, planificar comidas y otras tareas. Sé amable contigo mismo durante el proceso y pide ayuda y apoyo. Aquí tienes algunos consejos:

- Concéntrate en lo que tu hijo *puede* comer.
- Ten una actitud positiva. Sigue con los otros pasos. Evita actuar según el principio de que «ya que no puede comer tantas cosas, le dejaré probar las golosinas cada vez que pida».
- Si es posible, toda la familia debe seguir el plan. Servir a tu hijo sus comidas especiales mientras se comen otros alimentos en la mesa no es muy solidario. Ten en cuenta las restricciones dietéticas del niño, sin que sea demasiado obvio, mientras satisfaces las necesidades de los demás. (¿Un hermano puede disfrutar una pizza de queso con amigos?).
- De hecho, es una cuestión acerca de lo que tu hijo puede o no comer. No lo llames «dieta».
- Vuelve a vincularlo a cómo se siente tu hijo. Di: **«La leche entera hace que te duela la barriga. Probemos esta leche hoy»**.
- Realiza cambios graduales usando fundido o encadenamiento, conceptos descritos en «Construir puentes hacia nuevos alimentos», anteriormente, en este capítulo.
- Busca alternativas seguras para alimentos aceptados (como los alimentos sin gluten).
- Mantén la estructura, diciendo no a las solicitudes de alimentos entre oportunidades de comer pero permitiendo beber agua. Continúa disfrutando de las comidas familiares.

Con las dietas de eliminación, nos preguntamos si el éxito se debe más a la eliminación de ciertos alimentos o a la mayor atención de los padres al equilibrio general, la preparación de comidas y el hecho de comer juntos. Si ayuda (es decir, si tu hijo es más feliz y está más saludable), el «porqué» no importa.

Consideraciones religiosas

Si los hábitos alimentarios de tu familia siguen un código religioso, es de esperar que tengas una comunidad que comparta tu estilo de alimentación. Además de los consejos para abordar las restricciones, concéntrate en las conexiones familiares y culturales y en las razones que hay detrás de las reglas alimentarias. Por ejemplo, comenta cómo te hace sentir más cerca de Dios y cómo esto es importante para tu familia.

Algunos clientes tienen dificultades con los requisitos religiosos, como la planificación del menú o la satisfacción de las necesidades nutricionales mientras se guarda el kosher, se honra el Sabbath o se ayuna. Si tu hijo es pequeño o no controla bien los niveles bajos de azúcar en la sangre, o si estar sin comida es aterrador para él, esperar que ayune puede ser demasiado. Consulta estas preocupaciones con tus líderes religiosos y con tu conciencia, y busca apoyo.

A estas alturas, has abordado la mayoría de los pasos, incluidas las ideas específicas sobre cómo poner alimentos familiares y nuevos en la mesa para apoyar la alimentación de tu hijo, teniendo en mente sus retos y preferencias. El próximo capítulo te guiará para ayudar a tu hijo a superar problemas motores o sensoriales, orales en particular, incluido cómo determinar si y cuándo es el momento de buscar una evaluación o terapia.

CAPÍTULO 8

Paso 5:
Desarrollar habilidades

Si tu hijo tiene problemas motores orales o sensoriales, las formas de introducir alimentos que pueden ser adecuadas para otros niños pueden no satisfacer las necesidades de tu hijo. Este capítulo está pensado para ayudarte a ayudar a tu hijo a desarrollar habilidades y aumentar la variedad de alimentos que coma. Está dividido en dos secciones. La primera sección comparte ideas concretas para preparar y presentar alimentos, incluido el uso de platos, utensilios y tazas. También exploraremos maneras de ofrecer oportunidades para que tu hijo desarrolle la estabilidad en la motricidad oral y la coordinación y la conciencia sensorial, y aumente su familiaridad y comodidad con diversos alimentos para que pueda sentarse a la mesa más preparado para comer los alimentos que se sirven.

La segunda sección se centra en qué hacer si con estos consejos y el programa PASOS+ no tienes suficiente y te preguntas si es hora de una evaluación o terapia. Es posible que acabes de recibir una recomendación de terapia, o quizás te hayas dado cuenta de que la terapia actual de tu hijo no es la adecuada para tu familia. Esta sección aborda diferentes enfoques, ¿quién ofrece la terapia?, ¿cómo encontrar el terapeuta o programa adecuado? y ¿cómo saber si la terapia puede empeorar las cosas? Tanto si tu camino te conduce, como si no, a una terapia formal, puedes ayudar a tu hijo en casa a desarrollar habilidades.

Desarrollar habilidades y familiaridad

El modo en que se presentan los alimentos, incluida la forma que tienen, los cubiertos que se utilizan o la manera de servirlos, puede producir esa diferencia sutil e impredecible en cuanto a cómo se siente tu hijo con respecto a un alimento y su voluntad para probarlo. Comenzaremos con ideas para presentar una gran variedad de alimentos de diferentes maneras, ampliando lo que explicamos en el capítulo 7.

Habilidades de autoalimentación

La presentación de los alimentos con formas nuevas o diferentes apoya la autoalimentación, sobre todo si tu hijo tiene una asociación negativa con cucharas, ciertos platos o tareas de terapia. Puedes probar estas estrategias si existen problemas motores orales o sensoriales e incluso si tu hijo está sólo aprendiendo o tiene un retraso general en el desarrollo:

- Permite que tu hijo coma con las manos o una combinación de manos y cubiertos.
- Usa dos cucharas; dale a tu hijo una cuchara para mojar y explorar, mientras tú le das de comer con la otra cuchara. Comparte esta tarea y dale cierto control. Intenta llenar una cuchara y entregársela, o intercambiarla.
- Presenta un cucharón que no sea como una cuchara, sino como un palito artesanal de madera, palillos chinos o un cucharón infantil comercial, como el Gerber Lil 'Dipper.
- Prueba el DuoSpoon (desarrollado por Marsha Dunn Klein): ambos extremos de esta cuchara flexible e irregular proporcionan una entrada sensorial diferente durante la exploración bucal y la inges-

tión de alimentos. La parte del cuenco de la cuchara es muy poco profunda, ideal para comensales principiantes y niños que están trabajando las habilidades para comer.

- La comida presentada sobre un utensilio (o un no utensilio) como una cuchara grande de madera, una batidora o una tapa de plástico, puede despertar la curiosidad.

- Para los niños que puedan usarlos de manera segura, prueba con palillos de dientes en varios colores y formas: espadas, púas con animales, etc. Úsalos para recoger fideos o trozos de verduras de sopas, o para recoger trozos de melón o pollo.

- Los niños mayores pueden ensartar alimentos, como fruta cortada o queso (o cualquier cosa que pueda aguantar), en pinchos o brochetas. Una madre observó maravillada cómo su hijo de seis años, que «nunca comía carne», se comió tres brochetas de pollo *satay* en un bufé.

- Enséñale a tu hijo cómo usar los palillos chinos: algunos restaurantes asiáticos ofrecen conectores para ayudar a tu hijo a dominarle. Los palillos *trainer* con formas y diseños divertidos también están disponibles en tiendas.

- Prueba con un juguete favorito (no tóxico) para echar un vistazo a los alimentos, como esas jirafas chirriantes o las joyas masticables.

- Los alimentos crujientes y duros, como las galletas grandes, se pueden usar para recoger comida y ayudar a un niño con aversión a la cuchara a darse cuenta de que la comida está separada de la cuchara.

- Prueba platos con compartimentos para que los alimentos no se toquen. A los niños más pequeños les pueden gustar con dibujos o personajes. Para niños mayores, hay bandejas sencillas similares a las bandejas de la cafetería. También puedes usar un plato pequeño y algunos cuencos pequeños en los que se pueda servir.

- Por ahora, olvida la lucha por los buenos modales. Si es agradable para todos, diviértete con los modales y olvida la presión con una «noche elegante» semanal en la que prepares platos estupendos y hables con acentos, bebas bebidas con los meñiques extendidos y practiques el uso de los cubiertos.

Habilidades para beber

Los niños que tienen una motricidad oral retrasada tardarán más tiempo en poder beber con pajitas y tazas abiertas. Algunos niños tienen problemas para dejar el biberón, o les resulta difícil beber de un vasito o una taza de transición de bebés para sorber. El objetivo es beber de una manera apropiada para el desarrollo que se tiene. Las pajitas son una excelente forma de que los niños beban de forma independiente y son preferibles a las tazas para sorber debido a la diferente forma y al patrón de succión, más maduro, que se necesita. Las tazas o vasos con pajitas también minimizan los derramamientos de líquido y son convenientes cuando no se está en casa. Uno de los favoritos de Jenny para los niños que tienen problemas con las pajitas es una botellita o taza con una válvula de paja de una sola vía, como Ark's Cip-Kup, una especie de taza flexible con tapa que ayuda a los niños a aprender a chupar. El adulto también puede apretar suavemente hasta que suba un poco de líquido por la pajita y se introduzca el líquido en la boca del niño, o puede ayudarle a apretar. El fluido permanece en la pajita debido a la válvula, lo que reduce la frustración cuando no puede mantener la succión y pierde el líquido una y otra vez. Éste no es un paso necesario para el desarrollo normal de los niños, pero algunos niños se benefician de un poco de ayuda al principio del proceso.

Otras tazas especializadas, algunas desarrolladas para uso terapéutico, son:

- ◆ Copa DOIDY: la inclinación única le enseña a los niños a beber desde el borde de una taza, lo que permite a los niños beber fácilmente.
- ◆ Lollacup: una taza con dos asas con una pajita flexible sin válvulas que se ancla en el líquido para que el niño pueda beber incluso cuando la taza está inclinada.
- ◆ Vaso con funda Playtex: aislado y con forma de vaso de café para llevar; sacar la válvula crea el efecto de una copa abierta sin tanto derramamiento.
- ◆ Taza de entrenamiento Playtex First Lil 'Gripper: una taza comprimida ayuda a los padres a enseñar a los niños cómo beber a través de una pajita.

Los niños mayores pueden preferir una taza para adultos o una pajita. Ten cuidado con algunas de las tazas para sorber con válvulas fuertes, que requieren una fuerte succión, ya que pueden dificultar aún más una tarea que ya es, de por sí, difícil. A medida que tu hijo trabaja para ir más allá de la taza o el biberón, éstas son algunas formas de ayudarle:

- Comienza por llevar la taza o el biberón a la mesa durante las comidas y refrigerios y mantenlos fuera de circulación durante las vueltas alrededor de la casa.
- Introduce una nueva taza para sorber o con pajita.
- Cambia las tapas para que no coincidan, agregando interés y conversación; di: «¡**A Spiderman le gusta tener una tapa de Superman!**».
- Ofrece bebidas en las comidas tanto en su taza favorita como en una taza abierta para que tu hija pueda practicar, o deja que practique tomando sorbos de tu taza con ayuda mientras aprende.

Una madre compartió que su hija pequeña, al ir encontrando las tazas dejadas por los miembros de la familia en la casa, a su altura, las cogió y se las tiró encima, tratando de beber. La niña no tenía el control de manos y brazos para sostener la taza estable en el ángulo correcto, ¡y mamá estaba cansada de cambiarle de ropa tres veces al día! Jenny sugirió una taza con dos asas y de peso, con una tapa insertada, con un pequeño orificio para beber. El peso extra le dio más conciencia en (y de) sus brazos, lo que le permitió beber y dejar la taza sin derramar (el fondo pesado también le ayudó a dejarla). Sorprendentemente, después de una semana más o menos de beber de esa taza, descubrió cómo beber de otras tazas, ¡y ya no estaba tirando el té helado de papá!

Habilidades de masticación

Los niños con poca habilidad para masticar tienden a seleccionar alimentos que se puedan masticar fácilmente (entre otras cualidades, como sabor o atractivo visual), prefieren alimentos blandos que se juntan cuando se machacan y no requieren trituración: barras de cereal, macarrones con queso, papas fritas, yogur, *nuggets* de pollo; ¡éstas son algunas de sus comidas favoritas! Muchos de estos niños ya han estado en terapias de alimentación, a menudo con un enfoque sensorial. Si un niño no puede masticar texturas más complejas, puede parecer que el problema es sensorial o que tiene aversión a la textura; un déficit de masticación puede pasar desapercibido.

Aprender a masticar es fundamental para un niño con dificultades. Jenny recomienda algunas ayudas para masticar que han dado excelentes resultados en muchos niños. (Algunos terapeutas recomiendan no hacerlo, pero no creemos que sea necesario quitar herramientas de tu caja de herramientas si tu hijo las acepta). Cuando los bebés comienzan a fortalecer los músculos de la mandíbula y la lengua, no mastican la comida; masticar juguetes, sus propios dedos, chupetes, dedos de los padres o ropa. Muchos niños que no mastican bien tienen una historia restringida de boca cuando son bebés. Un padre podría señalar: «¡Ella nunca se metió nada en la boca, mientras su gemelo masticaba mis dedos y cualquier cosa que pudiera estar a su alcance continuamente!».

Mover algo sólido en la boca sabiendo que no tendrán que tragar les da, a muchos niños, confianza para explorar y ganar fuerza y coordinación de manera segura. Es posible que tu hijo no se sienta seguro poniéndose una zanahoria en la boca, pero masticará fácilmente un accesorio de ayuda masticatoria. El uso de dispositivos como Chewy Tubes, Thera-Tubing, cepillos NUK o Tri-Chews son muy eficaces para desarrollar la motricidad bucomaxilar de los niños, algo fundamental para aprender a masticar y manejar diferentes texturas.

Utilizar ayudas para la masticación

Si crees que tu hijo podría beneficiarse de los accesorios para ayudar a la masticación, un patólogo del habla y el lenguaje puede mostrarte dónde se colocan en la boca y cómo usarlos. Si no tienes un terapeuta o quieres probarlos en casa, tu hijo también se beneficia si los mastica del todo. Si hay que hacer mucho fortalecimiento, es mejor no usar estos accesorios mientras tu hijo está comiendo, ya que puede fatigarse y no masticar bien la comida, disminuyendo la ingesta. Aquí hay algunas ideas para incorporar los accesorios de ayuda a la masticación:

- Úsalos para mojar sus alimentos favoritos, como yogures, mantequilla de cacahuete, crema de malvavisco o purés.
- Ofrécelos entre las comidas o en la bañera (si es un momento divertido) o frente al espejo.
- Modela masticando el tubo y deja que tu hijo te imite. Muéstrale cómo colocarlo perpendicular a sus dientes.
- Un niño más pequeño puede disfrutar fingiendo que es un perro que se agarra a un hueso con los dientes mientras intenta sacarlo suavemente.

Otro beneficio de usar un accesorio para desarrollar habilidades de masticación es que ayuda a un niño a aceptar artículos no comestibles en su boca. Las dificultades para cepillarse los dientes son una de las principales quejas de los padres de niños con aversión oral, y manejar la sensación de tener algo en la boca es el primer paso para que el cepillado dental se desarrolle de forma más agradable. De hecho, muchas estrategias para desarrollar habilidades de masticación se pueden adaptar al cepillado dental: por ejemplo, usa dos cepillos de dientes y deja que tu hijo te ayude mientras lo «revisa» o déjale jugar con un cepillo de dientes en la bañera. Dar una señal para el comienzo y el final del cepillado, por ejemplo, «**tres zooms y listo (¡zoom, zoom, zoom!)**». Le ayudará a sentirse menos ansioso.

Desarrollar habilidades sensoriales con juegos sensoriales no alimentarios

Excavar en la tierra, chapotear en el agua, recoger y tirar arena o pintar con los dedos puede ser el paraíso para un niño y una pesadilla para otro: los niños tienen una amplia gama de temperamentos sensoriales y eso afecta a cómo aprenden a comer. Desde el primer momento en que se incorporan los alimentos sólidos, la mayoría de los bebés tocan y exploran los alimentos para familiarizarse con la textura. Mirar y tocar les proporciona pistas sobre qué tendrán que hacer con la comida en la boca. Algunos bebés no buscan e incluso evitan, de forma activa, las sensaciones y se sienten perdidos. Para algunos niños pequeños y niños con problemas sensoriales y con el síndrome de alimentación selectiva, alentar el regreso al juego exploratorio con diferentes texturas aumenta el confort y la tolerancia a diferentes sensaciones, y se sienten más cómodos con diversos alimentos. Éstas son algunas ideas para el juego sensorial y exploratorio:

◆ Llena un recipiente grande con lentejas secas o arroz y entierra cosas para que tu hijo las encuentre.
◆ Pon avena en una fuente para hornear grande con bordes y deja que tu hijo la cuantifique, la saque y juegue.
◆ Deja que tu hijo pinte con los dedos o juegue con esponjas o burbujas en la bañera.
◆ Deja que tu hijo recoja con sus manos semillas para pájaros del comedero.

Hay docenas de recursos *online* dedicados al juego sensorial. Cuando los problemas sensoriales son un obstáculo importante, la terapia ocupacional ha ayudado a muchos niños; se describe en la segunda mitad de este capítulo.

Temas de reflexión: ¿Comerías algo que no tocarías con las manos?

Construir familiaridad fuera de la terapia y las horas de las comidas

Las comidas en familia, en la mesa, son el objetivo final. Sin embargo, si la mesa se ha convertido en un espacio negativo, es posible que tu hijo necesite un nuevo comienzo. Encontrar maneras de interactuar con los alimentos sin presión puede cambiar las asociaciones negativas en positivas. Eliminar la expectativa de comer contribuye en gran medida a reducir la presión percibida y puede ayudar a que tu hijo sea menos cauteloso y esté más familiarizado con los diferentes alimentos.

Juega con tu comida

Ofrecemos actividades que implican interactuar o probar alimentos con una palabra de advertencia. Jugar a un juego con el objetivo de aumentar el bienestar de tu hija con la comida puede ser contraproducente si se siente abrumada o presionada por la actividad. Una madre compartió que cuando intentó que su hijo pintara con pastel, tuvo una gran rabieta. Ante el primer signo de ansiedad o resistencia, deja esta actividad y pasa a una que le guste. Si tienes más de un hijo, involucra también a tus otros hijos y concéntrate en pasar tiempo juntos, para que tu hijo con EPE no se sienta identificado ni presionado. También puedes esperar hasta tener el resto de los pasos en su sitio. Aquí hay algunas ideas para divertirse con la comida:

- Sal afuera con un tirador de malvaviscos y mira lo lejos que llegan. Habla sobre lo que el afortunado pájaro o ardilla podrían conseguir al mordisquear uno.
- Da de comer a los patos, o a los peces de fantasía en una bañera o en un recipiente grande.
- Construye una casa de pan de jengibre con todos los dulces recortados.
- Saca tus especias para un juego de adivinanzas. Pídele a tu hijo que cierre los ojos y dale a oler vainilla u orégano. Observa si puede notar la diferencia. (¡Cuidado! Oler canela puede picar). Pregúntale si huele a pastel o a pizza.
- Haz que tu hijo te ayude a etiquetar y organizar la despensa o el estante de las especias. A los niños, a menudo, les encantan las etiquetas, incluso hacerlas ellos mismos.
- Haz pan rallado para cubrir una capa o masa quebrada para tartas; haz que tu hijo coloque galletas saladas en una bolsita y que las machaque con un rodillo o con sus manos.
- Para los niños que disfrutan los proyectos de manualidades, reúne condimentos coloridos como salsa de tomate, mostaza, mayonesa, crema de caramelo, jarabe de chocolate, crema de malvavisco o mantequilla de cacahuete y pídele que cree una obra de arte. Agrega algunos alimentos seguros (galletas Goldfish) junto con otros

nuevos (pasas), y es posible que veas a tu hijo mordisquear mientras trabaja.

◆ Haz sellos de patatas o limas y úsalas para hacer papel de regalo o artículos de papelería.

◆ Dibuja caras sencillas en platos de papel y utiliza alimentos para rellenar el cabello, los ojos, la boca, etc.

◆ Pica pequeños trozos de comida con palillos o recógelos con pinzas: toma y coloca alimentos nuevos en un objetivo dibujado sobre cartulina para una interacción rápida y fácil.

◆ Haz helados de nieve. En un tazón grande, combina 4 tazas de nieve limpia, ½ taza de crema espesa, ¼ de taza de azúcar y, si lo deseas, ½ cucharadita de vainilla. Mezcla con una cuchara de madera.

Busca en Internet otras sugerencias; una lista que nos gusta especialmente es la que puedes encontrar en la web de Marsha Dunn Klein, Mealtime Notions.

Directos al supermercado

Ir a un supermercado que no hayas estado antes puede ayudarte a considerar artículos que quizás nunca hayas puesto en la mesa. Que tu hijo te acompañe puede resultar como una aventura en territorio desconocido. Puede ayudarte a encontrar cosas que siempre compras, así como a señalar artículos intrigantes: ¡podría sorprenderte! Haz que te ayude a contar o pesar fruta, o ayúdale a sentirse capaz, pidiéndole, por ejemplo, que busque y te traiga tres naranjas. Un padre describió cómo su hijo de tres años eligió con entusiasmo los alimentos una vez que se le ocurrió sacar a su hijo del cochecito: «Se encontró cara a cara con más opciones y pudo tener más cosas en sus manos».

EJERCICIO: Intenta reemplazar tres artículos en tu lista de la compra por otros nuevos. Por ejemplo, si siempre compras judías verdes frescas, prueba judías blancas secas, judías verdes en lata o calabacín.

Buscar recetas juntas

Saca tus libros de cocina favoritos y deja que tu hija seleccione una receta para hacer juntas. Lee la lista de ingredientes o deja que te los lea. Muéstrale las fotos o conéctate a Internet para que pueda ver el resultado final. Haz un esfuerzo por mantener la calma durante este proceso a medida que tu hija va eliminando recetas o si se conforma con las ya conocidas como los panqueques, por ejemplo. Busca recetas sencillas o dirígete a la librería o a la biblioteca y busca libros de cocina para niños. Los niños mayores pueden planificar un menú e incluso preparar comidas familiares sencillas, pero no tienen por qué comer lo que hacen. Evita decir: «¡Lo elegiste tú, al menos pruébalo!». ¡Y dale las gracias a tu hijo por cocinar!

El proceso de elegir, reunir ingredientes y ayudar a cocinar procura un mundo real y una forma de desarrollo real para que tu hija aprenda acerca de los alimentos, se familiarice con diferentes alimentos y paséis buenos momentos juntas. Un padre cocinaba con un ventilador en la cocina para ayudar a aliviar la sensibilidad de su hija a los olores, y disfrutaron de pasar un tiempo juntos mientras ella controlaba y aprendía sobre diferentes alimentos. Si tu hijo no quiere ayudar, no le presiones, pero continúa ofreciéndoselo. A algunos niños les gusta ayudar en la cocina y a otros no.

EJERCICIO: Toma fotografías de las comidas o tentempiés que tu hijo ayudó a preparar. Ten en cuenta lo que te gustó y lo que podrías cambiar la próxima vez. Elabora un libro de recetas familiares. Deja que tu hijo invente nombres divertidos; puré de manzana podría ser «salsa soy genial».

Huerto variado

Los niños son más propensos a probar y comer alimentos que ayudaron a cultivar o preparar, aunque no hay garantías. Como siempre, no presiones a tu hijo o trates de hacerle comer.

- Cultiva algo, cualquier cosa, incluso una de esas plantas de tomates invertidas.

- Pon en la ventana macetas con hierbas aromáticas o dedica una pequeña parcela de tu jardín al huerto. Da lo mismo que seas un experto en huertos; el proceso de planificar, sembrar, alimentar y, finalmente, recolectar familiariza a tu hijo con los alimentos.
- Corta una patata germinada por la mitad y pídele a tu hijo que la corte en un plato poco profundo cerca de una ventana con un centímetro y medio de agua. Él puede cambiar el agua cada pocos días y ver cómo crece.
- Visita un huerto de melocotones, manzanos o bayas y recoge frutas en familia.

Si no tienes ganas, tiempo, espacio o energía para cultivar un huerto, ve al mercado de un agricultor o a una tienda de comestibles que ofrezca muestras. Ve durante un tentempié planificado o durante la comida, cuando tu hijo tenga hambre, y compra algo de comida segura. No te crees expectativas, pero deja que revise las opciones. Dale unos dólares para gastar en lo que elija y prepárate para comprar algo que tu lado escéptico piense que no va a comer.

Jenny y un colega dirigieron un grupo de habilidades sociales centrado en la jardinería para niños con autismo leve. Fue increíble ver a los niños cavar, hacer un espantapájaros y cultivar. Mientras horneaban *muffins* de zanahoria y cocinaban las hortalizas que cultivaban para vender a sus padres, un niño decidió que tenía que probar un *muffin* antes de la venta. Su madre se quedó boquiabierta mientras le daba un gran mordisco. Así comenzó una hermosa relación con las zanahorias. Tú también puedes cultivar o cocinar, incluso puedes «vender» el producto final a un amigo *predispuesto*.

Abordar los desafíos

Una gran parte de nuestro trabajo es generar soluciones para los obstáculos comunes. Esta sección repasa algunas de esas soluciones, como la eliminación de distracciones, la preparación de alimentos para niños con problemas motores orales o sensoriales, ayudar a los niños a alimentarse y servirse por ellos mismos, y el uso de un equipo especial. También abordamos problemas más raros, como guardarse la comida en la boca y comer en exceso.

Abandonar las distracciones

Muchas familias están acostumbradas a depender de las distracciones para conseguir uno o dos bocados más. Algunos niños sólo comen frente a una pantalla, y muchos programas de terapia introducen televisión, juguetes, iPads, etc., para recompensar a un niño por dar bocados. Ésta es una motivación externa, y creemos que es contraproducente. Las distracciones casi siempre «funcionan» a corto plazo para conseguir algunos bocados y, por esta razón, dejarlas nos suele parecer algo aterrador. Pero las distracciones no enseñan a los niños a comer. En realidad, distraerse o disociarse de una situación de alimentación incómoda hace que, a la larga, tu hijo coma menos porque interfiere con su capacidad para sintonizar con el apetito.

Las comidas familiares agradables y de ansiedad leve permiten interacciones cariñosas, y la socialización puede reemplazar el dispositivo (iPad). Sentarse a la mesa en una comida familiar sin un dispositivo (y sin presión para comer) será algo nuevo para tu hijo; él puede protestar. Aquí hay algunos enfoques para quitar pantallas y juguetes:

- Elige una comida o un tentempié al día sin que haya ningún aparato y ve aumentando. Si tu hija es lo suficientemente mayor, puedes dejar que elija. Podrías decir: «**¡Sally, que estuvieras anoche sentada con nosotros durante la cena me hizo tan feliz! Es muy divertido hablar contigo. Tomemos el desayuno juntas, sin el iPad, para que podamos escucharnos la una a la otra**».
- Comienza la comida sin ninguna pantalla, y no la pongas a la vista hasta que tu hijo te pregunte. A continuación, puedes decir algo como: «**¡Realmente me gusta hablar contigo sin el ruido del iPad! Antes de encenderlo, cuéntame qué has hecho hoy**». O: «**La batería está baja; comencemos sin el Kindle mientras se carga**».
- Plantéate que no haya ninguna pantalla durante los primeros diez minutos y luego se lo permites. Si no sacas el dispositivo, ¿tu hijo

lo nota? También le puedes dejar a tu hijo mayor cinco minutos delante de una pantalla al comenzar o finalizar las comidas como un tiempo de transición.

- En vez de encender el dispositivo, tomad un tentempié mientras jugáis a las cartas o hacéis un rompecabezas, sin focalizarte en la comida y centrándote en el tiempo que pasáis juntos.
- ¡Apaga *tus* distracciones! Apaga el teléfono móvil o déjalo en otra habitación para que no te tiente. Si lo miras, tu hijo también querrá mirar una pantalla.
- Utiliza un enfoque similar con libros o juguetes. Di: «**Sé que solíamos dejarte jugar durante las comidas, pero queremos hacer las cosas de manera diferente. Ahora la mesa es para comer y hablar, sin juguetes**».
- Con niños mayores, comenta con ellos sobre cambiar las expectativas de comidas y meriendas. Pídeles ideas para alcanzar tus metas.

La primera vez que intentes que haya una comida sin que tu hijo esté mirando una pantalla, es posible que claudiques y quieras darle el aparato en cuanto veas a tu hijo ansioso, para que no se enfade demasiado. Inténtalo de nuevo cuando te sientas preparada.

Otras distracciones incluyen tener las piernas colgando, lo que puede animar a tu hijo a moverse nerviosamente y patear; comer en un automóvil en movimiento; o el exceso de estimulación visual. Éstos son algunos consejos para abordarlas:

- Sentarse con un respaldo de apoyo reduce la fatiga de estar sentado y mejora la eficiencia de la motricidad oral. Sentirse más seguro y conectado al suelo ayuda a tu hijo a centrarse en las señales de su cuerpo. Busca una silla con reposapiés, como la Tripp Trapp (o marca similar), con reposapiés ajustables incorporados. O haz tu propio reposapiés con un taburete o caja resistente.
- Evita comer en un automóvil en marcha. Además del peligro de asfixia, la distracción hace que muchos niños coman menos. Algunos niños pueden comer más cuando van en automóviles si están acos-

tumbrados a comer sólo cuando están distraídos, o si el automóvil es el único lugar donde pueden comer sin presión ni atención. Paulatinamente, elimina esta muleta que, en última instancia, es inútil, ya que la mesa se vuelve menos estresante.

◆ Simplifica la decoración. Evita manteles individuales extravagantes, lápices, platos brillantes, servilletas a rayas y candelabros si tu hijo se siente agobiado por la estimulación visual.

Transición a la autoalimentación

Algunos protocolos de terapia insisten en que los padres den de comer cada bocado, incluso después de que el niño pueda alimentarse de forma independiente. Si estás atrapado alimentando a un niño que puede desarrollar la capacidad de alimentarse de forma autónoma, esto es frustrante, ¡para ti y para tu hijo! El objetivo de tu hijo, que está en transición a la autoalimentación, es similar al de la modalidad de educación Montessori: «¡Ayúdame a hacerlo por mí mismo!». Éstos son algunos consejos que pueden ayudaros a ambos a hacer la transición:

◆ Corta su comida en tiras en lugar de trozos, para que pueda sostenerla fácilmente y dar mordiscos.

◆ Pincha su comida en un tenedor, o llena cucharas con antelación, para que comer sea menos frustrante. Ten dos utensilios de cada a mano para evitar batallas.

◆ Prueba recipientes o platos con bordes altos para recogerlos o con ventosas para evitar que se deslicen.

◆ A algunos niños les desagradan tanto los dedos pringosos que insisten en ser alimentados con cuchara. Coloca una toallita húmeda cerca para que puedas ayudar a tu hija a limpiarse las manos cuando quiera. Cuando pueda hacerlo, enséñale a limpiarse las manos. Esto la capacita para arreglárselas sola. (Si no te molestan las manos sucias o la comida en la barbilla, déjala hasta que haya terminado. Limpiar o sacar la comida del mentón con una cuchara distrae y molesta a algunos niños).

Si te preocupa el progreso o las habilidades de tu hija para alimentarse a sí misma, un terapeuta ocupacional puede ayudarte, especialmente si tu hija necesita ropa adaptable para poder hacerlo ella misma.

Lidiar con almacenar la comida en la boca

Cuando los niños se guardan comida en los carrillos, quizás te preguntes si están siendo traviesos o si están guardando comida para más adelante. La comida que se acumula en los carrillos aumenta el riesgo de asfixia y también interfiere con la comida y la ingesta: si ya hay comida en la boca de Johnny, le resultará más difícil pasar al siguiente bocado. Algunos niños guardan comida en la boca como una manera de evitar que los demás le agreguen más; por lo general, este comportamiento se resuelve por sí solo cuando se elimina la presión. Sin embargo, la mayoría de los niños que guardan comida en la boca no se dan cuenta de que lo están haciendo o no saben cómo evitar que suceda. Un espejo pequeño sobre la mesa puede ayudar a tu hijo a ser más consciente del contenido de su boca. Muestra el espejo antes de una comida y explica que vas a hacer «chequeos de carrillos». Puedes decir: «**Este espejo es para ti**». **Podemos mirar tu boca y hacer una revisión del carrillo para ver si está limpio. Si no es así, eso significa que debes tragar. Si necesitas beber algo para ayudarte, aquí lo tienes. Si quieres escupirlo, también está bien».** Tu hijo puede ayudar a sostener el espejo y buscar comida. Asegúrate de que tiene una bebida que pueda usar para limpiarse la boca. Muchos niños no tienen las habilidades necesarias para sacar toda la comida de sus carrillos una vez que se queda atascada allí. Con la bebida lo consiguen.

Exceso de comida

¿Recuerdas el circuito sensoriomotor del capítulo 2? El sistema sensorial le dice al sistema motor lo que está sucediendo para que la boca pueda responder adecuadamente. Cuando el sistema sensorial tiene un problema técnico, puede producirse una sobrealimentación: tu hijo no siente el pan en la boca, por lo que añade más dentro de su boca hasta que puede sentirlo. El problema con el exceso de comida es que una vez que la boca está tan llena, hay poco espacio para mover la lengua y para mezclar la comida con saliva y masticar. Esto hace que tragar sea casi imposible, y todo el bocado se escupe. «Despertar» la boca (su sistema de alerta) para estar preparada para la comida puede disminuir la sobrealimentación. Prueba lo siguiente:

- Ofrece una bebida acidulada o helada (limonada o jugo de arándanos).
- Dale a tu hijo un cepillo de dientes vibratorio para que juegue en su boca justo antes de comer.
- Pon un bol pequeño con alimentos crujientes o fríos en la mesa (palitos salados, guisantes congelados, incluso trocitos de hielo).
- Algunos niños con retrasos en el desarrollo aprenden a evitar el exceso de comida en la boca mediante un recordatorio visual hecho con imágenes prediseñadas o imágenes reales del niño para cada paso: 1) «Doy un mordisco»; 2) «Mastico y trago»; 3) «Mi boca está limpia»; y 4) «Tomo otro bocado». Ésta puede ser una herramienta de transición útil.

Estos consejos no son necesarios para la mayoría de los niños con EPE y su puesta en práctica puede aumentar la atención y, por lo tanto, la presión. Sin embargo, para el niño con graves problemas motores sensoriales u orales, o que los aceptan sin ninguna resistencia, pueden ayudar a comenzar una comida de forma adecuada.

Todavía con náuseas

Si has puesto en marcha los pasos y tu hijo todavía tiene náuseas, es probable que pase algo más. La ansiedad puede jugar un papel importante, así que asegúrate de revisar el capítulo 4 sobre el tema de la presión. Si sientes que la ansiedad no es el problema, y tu hijo quiere tragar, pero no puede hacerlo sin tener náuseas, es posible que su sistema no esté sincronizado, como ocurre con el exceso de relleno en la boca. Puede cansarse antes de que la comida esté correctamente masticada, tragando antes de tiempo, lo que produce náuseas. Si el movimiento de la lengua no está bien coordinado –incluso si puede mover su lengua sin comida–, agregar alimentos complica las cosas debido a la entrada sensorial y el movimiento de las piezas. Puede perder trozos de comida en la parte posterior o en los lados de la boca, lo que le causará náuseas. Si todavía te preocupa, puede ser hora de consultar a alguien con experiencia en retrasos sensoriomotores.

Investigar opciones de terapia

Los padres tienen diversas reacciones cuando el médico o el maestro de un niño recomiendan una evaluación. Pueden sentirse esperanzados, avergonzados o resentidos, o pueden no querer exponer a su hijo a burlas o escrutinio. En esta sección se destacan los aspectos importantes que se deben tener en cuenta, desde decidir si deseas continuar una terapia hasta obtener un diagnóstico y establecer objetivos.

¿Cómo sabes si tu hijo necesita una evaluación?

En el capítulo 2, hablamos sobre cuán difícil puede ser diferenciar una variación normal de las habilidades motoras orales y la alimentación de un problema que podría necesitar una ayuda profesional. Muchos de los criterios diagnósticos sugeridos para problemas de alimentación incluyen aspectos de desarrollo normal o de desarrollo retardado pero que va progresando. Cualquiera de los siguientes problemas en tu hijo justifica la evaluación:

- Está perdiendo peso.
- No está ganando peso adecuadamente.
- Tiene evidentes dificultades para tragar, como infecciones pulmonares al pasar alimentos o líquidos a los pulmones (aspiración).
- Con frecuencia tiene náuseas o vomita.
- Es incapaz de comer nada más que no sean alimentos para bebés o purés a los quince meses de edad, siempre que se haya intentado darle alimentos apropiados sin presión durante al menos tres meses.
- Parece que tiene molestias o dolor al comer.

Todo se reduce a esto: si no sabes qué hacer y necesitas orientación, lleva a tu hijo a un terapeuta. Un buen terapeuta de alimentación, especialista en diagnósticos, puede armar las piezas del rompecabezas (la historia de tu hijo y los problemas actuales, y cómo se enfrenta al tema de la alimentación) y sintetizar la información para elaborar un plan. Si no deseas continuar la terapia en este momento, siempre puedes volver a evaluar y hacerlo en el futuro.

¿Quién proporciona terapia de alimentación?

Por lo general, un patólogo del habla y del lenguaje (también conocido como logopeda) o un terapeuta ocupacional ofrecen terapias de alimentación. A veces, un psicólogo o especialista en comportamientos (analista de conducta certificado por la junta o BCBA, en sus siglas en inglés) abordará la alimentación. Aunque los logopedas y los terapeutas ocupacionales tienen un máster a nivel de formación, la mayoría de los conocimientos de alimentación los adquieren después de la escuela de posgrado, en cursos de educación continua. Hemos aprendido (de los padres) que lo más importante es el conocimiento, la experiencia y las habilidades de comunicación del terapeuta.

Un patólogo del habla y el lenguaje especializado en alimentación está formado para evaluar y tratar los déficits en las habilidades motoras orales, así como en la deglución (disfagia). Están versados en el desarrollo del niño, lo que les permite tratar a tu hijo de forma adecuada, según la edad y el desarrollo. Los logopedas experimentados que trabajan con temas de alimentación también están formados en el desarrollo sensorial y motriz.

Los terapeutas ocupacionales proporcionan terapia con un enfoque sensorial, y son expertos en ayudar a los niños a lograr las habilidades motoras finas y gruesas necesarias para la autoalimentación. Los niños aprenden a través del juego guiado y la manipulación de su entorno de manera que aborden los desafíos sensoriales del niño. Algunos terapeutas ocupacionales reciben formación adicional en deglución y habilidades motoras orales, lo que no forma parte generalmente de la formación de los terapeutas ocupacionales. El terapeuta ocupacional puede ser de gran ayuda para niños sensibles al tacto, con diferencias sensoriales en todo el cuerpo o que necesitan ayuda para alimentarse por ellos mismos. Dependiendo de las necesidades de tu hijo y del nivel de habilidad de su terapeuta de alimentación, tu hijo podría beneficiarse de la atención coordinada con un terapeuta ocupacional y un logopeda.

Espíritu de equipo

Independientemente de con quién estés trabajando, ya sea un logopeda o un terapeuta ocupacional, o un equipo de alimentación, una buena comunicación entre las personas involucrados (dietista, médico especializado en obstrucción gastrointestinal –GI– o pediatra) es fundamental. Si hay una de estas personas en la que confías más y con quien tienes una buena conexión, él o ella pueden servir, de alguna manera, como un administrador de casos, y te puede dirigir hacia otros profesionales que se ajusten a tus necesidades. No olvides, sin embargo, que tu médico GI o alergólogo puede que no tengan ninguna formación en alimentación y pueden dar consejos que se contradigan con los de la terapia de alimentación. Antes de hacer ningún cambio, consulta con tu terapeuta de alimentación, y solicita que los profesionales con los que trabajes se comuniquen entre sí. Conservar tus propias copias de los registros relevantes en una carpeta ayuda a asegurar que todos los interesados están de acuerdo; si la nota del dietista no le llegó al doctor GI, no hay problema, tú tienes una copia.

La evaluación inicial

La primera evaluación debe conceder tiempo a los padres (si tiene edad suficiente para comprenderla, la niña no debería escucharla) para discutir y examinar las preocupaciones y la historia con el terapeuta, que ha revisado las notas antes de la visita. (Pregúntale con anticipación al terapeuta qué historial médico y alimentos debes llevar). Un logopeda experimentado observa las habilidades motoras orales de tu hija sin comida de por medio, así como la forma en que mastica, mueve los alimentos, traga y reacciona ante la comida. El terapeuta, más tarde, debe examinar los resultados y las impresiones contigo y recomendar cualquier prueba adicional o referencias. Lo ideal es que la visita inicial dure entre una hora y media y dos horas. Jenny, por ejemplo, ofrece evaluaciones de sesenta a noventa minutos, además de un seguimiento telefónico de treinta minutos para responder preguntas y revisar resultados y recomendaciones.

La evaluación puede arrojar ideas que son, en sí mismas, un alivio. Como dijo una madre de una niña en edad preescolar: «Si hubiera sabido que *no podría* comer eso, no me habría sentido tan frustrada». Le había estado dando a su hija trozos de manzana con piel y se dio cuenta de que algo no funcionaba cuando escupió todo después de masticarla. Una evaluación reveló que no podía masticar en un patrón rotatorio o circular (que tritura la comida), imposibilitándola para masticar correctamente la piel. Le gustaba el sabor y siguió intentándolo, pero nunca fue capaz de tragar. Durante la evaluación, Jenny peló y cortó la manzana en tiras finas, y se calmó. Esto le abrió los ojos a la madre sobre cómo y por qué su hija también tuvo problemas con otros alimentos. Sentirse escuchado y que te comprendan puede ayudar a relativizar los sentimientos de culpa y confusión, y puede ser el impulso de la confianza que necesitas para retomar el rumbo.

Después de una historia y una evaluación exhaustivas, *tú* participarás en la decisión acerca de si la terapia es necesaria o no, qué enfoque se ajusta a las necesidades de tu familia y con qué frecuencia se realizarán las sesiones. Tener un terapeuta de apoyo es como tener una red que te frena para que no te caigas al suelo.

¿Cómo es una buena terapia?

Una buena terapia debe ser adecuada para el desarrollo y apoyar tanto a tu hijo como a ti. Debe proporcionar información y enseñarte cómo ayudar a tu hijo en casa. Los terapeutas también te ayudan a reconocer el progreso.

Adecuado para el desarrollo

La terapia que tiene éxito considera la edad cronológica y de desarrollo de tu hijo. Eso significa que las actividades se adecúan a la edad, los intereses, las habilidades y el temperamento de tu hijo. Cuando los terapeutas les piden a los padres que coloquen a su bebé de nueve meses delante del televisor durante varias horas al día para que coman, nos sentimos horrorizados. En el otro extremo del espectro, un niño de once años no está interesado en pintar con pastel mientras está rodeado de imágenes de personajes de dibujos animados.

Apoyo para ti y para tu hijo

La buena terapia te respalda a ti como padre (o madre), a tu hijo como él mismo, y a vuestras necesidades como familia. Solucionar problemas con tu contribución es algo cotidiano para un terapeuta de alimentación, incluida una lluvia de ideas sobre los tipos de alimentos que se deben dar, cómo ajustar la presentación y también te ayudan a pensar de forma creativa sobre las comidas. El terapeuta debe tener paciencia contigo y con tu hijo. No es de ninguna ayuda que obliguen a tu hijo a hacer más de lo que está preparado para hacer. Hemos escuchado hablar de padres que, a regañadientes, acordaron dejar que su bebé o niño en edad preescolar trabajaran a solas con un terapeuta, oyendo gritar a su hijo desde la sala de espera. No es realista esperar que todos los niños sean capaces de irse con un extraño, especialmente sin una transición. Estos niños fueron presionados para ir más allá de lo podían hacer, y el progreso es poco probable. ¡Habla de ansiedad!

Te conviertes en terapeuta

Tu terapeuta debe proporcionarte ideas y un modelo a seguir sobre cómo interactuar con tu hijo en torno a los alimentos. Proporcionar una intervención directa a un niño y luego pasársela a uno de los padres se considera la mejor práctica en una primera intervención temprana, que se aplica a la terapia de alimentación. Si tu hijo va a comer con el terapeuta pero no contigo, ¿de qué sirve? Tu hijo está con el terapeuta tal vez una hora a la semana; ¿y las otras 167?

Tu terapeuta tal vez puede mostrar la masticación con un Chewy Tube[1] y tu hijo puede imitarle. Los padres graduados en el programa PASOS de Jenny, en el Dallas Callier Center for Comunication Disorders de la Universidad de Texas, dijeron que era muy útil contar con terapeu-

---

1. Accesorios muy eficaces para desarrollar la motricidad buco maxilar tanto de niños como de adultos. *(N. de la T.)*

tas que les mostraran ejemplos y les enseñaran cómo ayudar a sus hijos con ejercicios de fortalecimiento o cómo escupir la comida. Si tu terapeuta no lo está haciendo, pídele que te lo muestre. Tu terapeuta debe interactuar contigo tanto como con tu hijo, si no más.

Apoyarte significa que el terapeuta también considera *tus necesidades*. ¿*Te* sientes presionado más allá de tu nivel de confort? Esta madre sí: «Tenía miedo de renunciar a los purés, pero mi terapeuta seguía sin darme una explicación. Así que seguí dándole purés. Nunca sentí que pudiera contarle lo que estaba pasando sin que me dijera que lo estaba haciendo mal. Nuestro nuevo terapeuta escucha y servimos purés con algunas comidas, así que estoy segura de que Henry está recibiendo algo». Si sientes que *te* están presionando, amenazándote con tácticas de miedo o sondas de alimentación, o si sientes que no puedes hablar sinceramente con tu terapeuta, no es un buen compañero de trabajo.

Mostrarte lo que eres incapaz de ver por tu cuenta

Cuando observas que tu hijo no come nada, día tras día, te bloqueas. El terapeuta de alimentación puede señalar los éxitos que quizás no veas. Una madre compartió que cuando el terapeuta le dijo que su hija podía cerrar mejor los labios con una cuchara, eso le ayudó a tener fe en el proceso y a no volver a insistir en que comiera.

¿Cuánto tiempo tardará?

Al comienzo de la terapia de alimentación, los padres preguntan con frecuencia cuánto tiempo tardará. Mientras que muchos niños sólo necesitan algunas sesiones de terapia con los padres apoyando el progreso en el hogar, otras familias necesitan un apoyo más intensivo. Es posible que necesiten comenzar con una terapia ocupacional para ayudar al niño a sentirse cómodo con la comida o a acostumbrarse a otras experiencias táctiles. La terapia de alimentación directa puede tomar muchas formas, pero la intensidad y la duración dependen de muchos factores. Por ejemplo, un niño que nunca ha tenido nada en la boca necesitará más apoyo que el niño que es selectivo pero que come. Si el niño ha estado presionado o provocado por terapias anteriores, puede tardar más tiempo en recuperar la confianza antes de seguir adelante.

Un continuo terapéutico

Muchos clientes con los que trabajamos, que han interrumpido terapias que no han tenido éxito, están consternados al descubrir que existen diferentes enfoques. Preguntan: «¿Por qué no me dijeron que teníamos otra opción?». Esta sección es una introducción a esas opciones, para ayudarte a tomar decisiones estando mejor informada.

Existen muchas estrategias terapéuticas que se centran en el espectro sensorial y la motricidad oral o en aspectos conductuales de la alimentación. Es útil pensar en la gama de terapias como un continuo: en un extremo, el alimentador se basa completamente en la motivación interna del niño para comer. La idea es que el niño gane habilidades motoras orales y familiaridad con los diferentes alimentos en el curso de la vida diaria, en un entorno de apoyo, de no presión, de comidas familiares agradables. Éste es un enfoque válido para muchos niños, especialmente si los padres tienen buen apoyo e información.

A lo largo del continuo puede haber una intervención sensoriomotora basada en el juego con un patólogo del habla y el lenguaje o un terapeuta ocupacional. Los terapeutas pueden trabajar directamente con el niño (a veces durante un tiempo breve o intermitente), pero orientan la educación a los cuidadores para que aprendan a leer las señales del niño, permitan que el niño marque el ritmo y alienten su autonomía y su motivación interna. Esto sería más coherente con el enfoque terapéutico de Jenny. Un niño que puede progresar durante varios meses o años sin terapia puede lograr el mismo progreso en varias semanas con habilidades sensoriomotoras dirigidas directamente.

Más adelante, a lo largo del continuo, se pueden encontrar terapias de desensibilización sistemática o de juego, que evitan la presión total y buscan disminuir la ansiedad y hacer que la terapia sea divertida. Este tipo de terapia tiene como objetivo aumentar las cantidades ingeridas a través de refuerzo positivo, como la alabanza y la motivación externa, impulsado por la creencia de que los niños con EPE son incapaces de sentir o sintonizar señales de regulación interna. Con frecuencia, los alimentos se prensan y los niños realizan tareas como soplar o besar alimentos para sacarlos del plato. Sigue jerarquías que te resulten más cómodas, primero, con el niño tolerando un alimento familiar; luego tocándolo con un utensilio, luego con un dedo; luego, haz que la comida toque los brazos, la cara, los labios, etc. Esto es percibido por algunos niños como una presión, ya que invita a enfocar la atención en el niño y los alimentos, y es menos efectivo para los niños que no están motivados por elogios o recompensas.

Más allá de esto, los programas de terapia dirigidos a adultos en clínicas ambulatorias usan refuerzo positivo (juguetes o vídeos) como motivaciones externas y pueden promover que se ignore a los niños cuando no dan bocados. Un paso más incluye programas de pacientes diurnos que usan refuerzo negativo (en la que no se permite que los niños salgan sin dar un bocado) y refuerzo positivo (como juguetes o vídeos).

Los programas diurnos y los programas de terapia para pacientes hospitalizados utilizan, con mayor frecuencia, el modelo de análisis conductual aplicado (ABA, en sus siglas en inglés), también conocido como modificación del comportamiento. Puede incluir de cinco a seis comidas por día en las que, después de que uno de los padres se retira al principio del todo, al niño se le pone un vídeo o se le da un juguete cuando toma un bocado y se le ignora cuando no lo hace. La atención se centra en la cantidad, y los purés se toman con una cuchara poco considerada en las etapas de desarrollo, las preferencias o la autoalimentación. Este extremo del continuo depende de la motivación externa y anula sistemáticamente la motivación interna. La terapia más extrema inmoviliza a los niños y los alimenta a la fuerza, una práctica que creemos que *nunca* está justificada. Si un niño realmente está en crisis nutricional, preferimos la alimentación por sonda gástrica a la alimentación forzada.

Cada vez más a menudo escuchamos de psicólogos que trabajan con niños que «fracasaron» en las terapias anteriores. Estos niños son introducidos en «terapias de exposición» con terapeutas que, en muchos casos, tienen poca capacitación o comprensión de la compleja naturaleza de los retos y problemas de alimentación y tratan de abordarlos de manera similar a otras ansiedades. Como mencionamos en el capítulo 4, creemos que es mejor abordar la ansiedad por separado y que las terapias de exposición pueden intensificar la presión y la ansiedad en torno a la alimentación.

El enfoque PASOS+ se puede usar en algunas terapias

Las comidas familiares, la disminución de la ansiedad y el establecimiento de una rutina son útiles en casi todas las terapias. A menudo escuchamos: «No presionamos en casa, pero la terapeuta ocupacional en la escuela quiere ver si puede lograr que coma más fruta y verdura en la merienda». O: «El conductista que nos ayudó con el entrenamiento para ir al baño quiere que usemos la lista de incentivos en su alimentación». Las terapias mencionadas anteriormente, que dependen de la motivación y la presión externas, no son coherentes con el programa PASOS+. El enfoque sigue siendo lograr que el niño coma alimentos diferentes o más alimentos, a menudo, disminuyendo la motivación interna, la ansiedad y la resistencia. Los niños pueden trabajar en los ejercicios motores orales y seguir los consejos de este capítulo, ya que son capaces, pero, por regla general, si el niño también está siguiendo terapias conductuales, o incluso algunos de ellos terapias de desensibilización, el progreso se verá menoscabado.

Encontrar un buen ajuste

Dado que la formación integral en esta especialidad es difícil de obtener, la habilidad y experiencia de los terapeutas individuales varía. Es posible que tengas que hacer algún trabajo preliminar para encontrar el terapeuta adecuado para tu familia. Para conseguir una lista de preguntas para formular a posibles terapeutas y abrir un diálogo sobre capacitación, experiencia, proceso y enfoque, visita la página web www.newharbinger.com/31106.

Después de leer este libro, deberías tener una comprensión general sobre qué enfoques terapéuticos son compatibles con el programa PASOS+ si éste es el camino que quieres seguir. Tu interacción con el terapeuta debe indicar si será un buen compañero mientras trabajas para apoyar la alimentación motivada internamente dentro de tu rutina y comidas y evitar la presión. Si aún no estás seguro de si un programa de terapia en particular o un terapeuta coinciden, pide referencias a posibles terapeutas o habla con otros padres que sean clientes. Solicita a un grupo de apoyo *online* recomendaciones que estén más en línea con el enfoque de alimentación que deseas seguir.

Mantener la terapia por el buen camino

Si tienes una sensación de malestar en el estómago antes de la terapia, o si tu hijo se resiste a ir y le provoca un poco de ansiedad, es hora de volver a evaluar. Sé el defensor de tu hijo (y el tuyo propio): recuerda que los terapeutas quieren que tu hijo tenga éxito, pero es posible que necesiten algunos comentarios tuyos. Comparte tus experiencias con respecto a tácticas inútiles, establece límites sobre el uso de la presión y proporciona al terapeuta tu lista de deseos para obtener resultados que os mantengan a ambos en la misma sintonía. Si no puedes llegar a un acuerdo, puedes cambiar.

Definir objetivos

La siguiente lista da una idea de lo que se puede lograr con una relación terapéutica basada en la confianza, y que puede proporcionar un lenguaje común a medida que trabajas con tu terapeuta en el establecimiento de metas. Ten cuidado con los cronogramas para los objetivos: los plazos invitan a la presión.

- Ayudar a tu hijo a sentirse más cómodo con las sensaciones de su boca (este objetivo es especialmente importante para las terapias centradas en mejorar la tolerancia sensoriomotora y las respuestas).
- Identificar y trabajar los déficits motores orales.
- Ayudar a tu hijo a determinar la respuesta motora adecuada en función de la información sensorial de los alimentos.
- Dejar que tu hijo determine el ritmo y ayudarle a leer las señales de preparación para la transición a alimentos nuevos.
- Dejar que tu hijo tenga la oportunidad de probar alimentos nuevos de manera segura y sin amenazas con una persona nueva.
- Buscar referencias multidisciplinarias para abordar cualquier contribución al problema.
- Conseguir terapia física u ocupacional para ayudar con las habilidades motrices gruesas (sentarse sin fatiga) o habilidades motrices finas (recoger alimentos con los dedos).

• Conseguir ayuda de un dietista pediátrico para apoyar la nutrición y brindar orientación para el uso de suplementos. Cuidado si el terapeuta persiste en presionar con calorías, agregar grasas, etc.

Independientemente de con quién trabajes, la meta principal debe ser mantener la alimentación relajada y placentera y evitar el aumento de la ansiedad o la resistencia. Observa al terapeuta interactuando con tu hijo para ver si se abstiene de presionar y es capaz de «interpretar las señales de estrés del niño para mantener la práctica sensoriomotora oral y las situaciones de alimentación placenteras y no estresantes» (Asociación Americana del Habla, Lenguaje y Audición, 2001).

Banderas rojas

Una década después del programa PASOS, en el Callier Center, Jenny entrevistó a los padres para registrar formalmente las percepciones de las terapias anteriores. La mayoría se quejaban de que no entendían las dificultades de su hijo, de que los dejaran esperando en el vestíbulo mientras que a su hijo se lo llevaban para recibir terapia, y con la sensación de que lo presionaban para hacer cosas que les parecían incorrectas. Hubo pocos comentarios positivos y los padres se sintieron frustrados de que la terapia en la que habían invertido tiempo y dinero no funcionara o empeorara las cosas.

Lo último que quieres es terminar todavía peor. ¿Recuerdas a ese padre que habló sobre sentirse como si estuviera en un planeta alienígena durante la terapia? La terapia no debería hacerte sentir así. El deber de proporcionarte una idea clara de lo que implica la terapia recae en el terapeuta, y si el terapeuta no quiere responder preguntas, eso es una señal de advertencia. Debería haber un sentimiento de alianza, no de antagonismo. La mala terapia es peor que ninguna terapia. Muchos de nuestros clientes expresan su tristeza porque su hijo «fracasó» en la terapia. Nosotras sugerimos que es la terapia la que, con frecuencia, fracasa con el niño.

Presión sigilosa

Si intentas evitar la presión en casa, lógicamente, no quieres presión durante la terapia, ya que funcionará en tu contra. Un terapeuta de alimentación puede brindar a tu hijo oportunidades para probar cosas (trabajo motor oral, interactuar con alimentos, probar alimentos) sin coacción. Si lo que hace –incluso bajo la dirección de un doctor especialista o un equipo de alimentación en un hospital infantil– aumenta la ansiedad, la presión, las náuseas o los vómitos, la terapia no ayuda. Llevar a tu hijo a una terapia de presión socava la confianza de tu hijo en ti.

«Todo es culpa tuya»

En algunas terapias, particularmente en terapias conductuales, se establece un protocolo estricto en la clínica para que puedas seguirlo en casa. Pero la clínica no es el mundo real. Allí no hay hermanos o partidos de fútbol; tampoco hay gente que ayude en casa a preparar comidas o limpiando. Así que culpar a los padres de la falta de progreso porque no están sosteniendo la cuchara correctamente, usando el programa de refuerzo o ignorando adecuadamente los comportamientos negativos es simplista. Los refuerzos dejan de funcionar; los niños se aburren con vídeos y juguetes. Los padres se cansan de arrastrar a un niño gritando a la trona y de forzar esos primeros bocados «hasta que se da por vencido». Enseñarle a tu hijo a comer no se trata de doblegar su espíritu o hacer que se rinda.

Los alimentos seguros desaparecen

Muchos niños con EPE habrán estado autoalimentándose felizmente con un puñado de alimentos seguros, pero algunos terapeutas no permitirán que los niños se alimenten por sí mismos. Pueden pedirles a los padres que retrocedan para alimentar con purés, que se lo darán con una cuchara para obtener más calorías y ejercer mayor control. Excluir alimentos seguros o preferidos elimina la red de seguridad del niño y el placer de comer, y aumenta su ansiedad. A una madre de una niña de tres años con una sonda de alimentación le dijeron que dejara de darle a su hija los alimentos que le gustaban, como pollo, crema de apio con queso o mantequilla de cacahuete y galletas saladas. El equipo de alimentación insistió en que mamá sólo preparara purés para comer con cuchara, ya que permitir tomar los alimentos con los dedos le daba el control al niño en lugar de al alimentador. Suena descabellado, ¿verdad? Pues pasa todo el tiempo.

Algunos padres a quienes se les ha instruido para que añadan mantequilla, aceite y nata a todas las comidas y bebidas (para aumentar las calorías) encuentran que las primeras comidas seguras de sus hijos son simples frutas o verduras. Una madre estaba encantada cuando su hija comió algo tan contenta: pepinos sin aderezar. El médico regañó a la madre, diciéndole «empápalos en el aderezo» para aumentar las calorías; su hija, triste, rechazó los pepinos empapados de salsa.

Uno de los consejos y estrategias que hemos revisado para respaldar el progreso con la comida y la bebida puede ser justo lo que tu hijo necesita, o puedes pensar en algo totalmente diferente que satisface a tu hijo donde está. Sé curioso, abierto y receptivo a sus habilidades a medida que aprendes a ver los viejos hábitos y comidas de nuevas maneras. Ya sea que tu familia se dé cuenta de esto en tu casa o estés trabajando con un terapeuta, cómo se siente y cómo reacciona tu hijo te dirá si el enfoque es correcto. Y dado que tu hijo no comerá repentinamente brócoli y pescado asado (¡sucede, pero rara vez!), revisaremos otras formas para saber que tu hijo se está moviendo en la dirección correcta. En el próximo y último capítulo, presentaremos cómo puedes saber (más allá del estrés y la ansiedad) si está progresando. ¡El dulce olor del éxito será difícil de disipar!

CAPÍTULO 9

Pasos hacia la esperanza y el progreso

Entender qué progresos se van realizando puede ayudarte a seguir los pasos y reforzar tus esfuerzos en las áreas donde te sientes menos seguro. Puede ayudar saber que, al principio, el progreso no se trata ni siquiera de comida. Este capítulo identifica las etapas de progreso y a qué debes estar atento. El progreso de un niño puede seguir esa trayectoria paso a paso, desde sentirse cómodo en la misma habitación con un alimento difícil, sentarse tranquilamente en la mesa con él, ponerlo en su plato, tocarlo con un tenedor y, pasado un momento, comérselo. Otro niño esperará y esperará, sin intentar nada nuevo durante meses. Entonces, de repente, se servirá, probará y decidirá que le gusta un alimento nuevo. De ninguna manera este camino es un error.

Toma el ejemplo de aprender a montar en bicicleta. Un niño lo intenta durante semanas, levantándose del suelo una y otra vez, mientras que otro espera, tal vez hasta que sea mucho mayor, y aprende a montar en una tarde. Los niños con autismo o los niños más pequeños pueden necesitar, simplemente, sentirse libres para cambiar su forma de pensar sobre lo que es y lo que no es comer (Nadon, Feldman y Gisel, 2013).

225

Una madre resumió un año de progreso: «Cuando dejamos de forzar y disfrutamos juntos las comidas, comenzó a comer más de sus alimentos seguros y rápidamente comenzó a ganar peso. Eso no sólo fue genial, sino que se convirtió en un niño feliz; incluso dormía mejor. Recientemente pidió lechuga para su sándwich. ¡Es un gran alivio verlo disfrutar de algo verde!». A menudo no podemos predecir o entender por qué los niños hacen lo que hacen o cuándo lo hacen. El camino y el progreso de cada niño son únicos. Pero, como dice el refrán, ¡el movimiento se demuestra andando!

En general, los niños progresan más rápidamente cuando son más jóvenes, tienen problemas médicos, orales o sensoriales leves o han experimentado menos presión y ansiedad en torno a los alimentos. Sin embargo, independientemente de la edad del niño, el progreso en la alimentación no es un avance constante. El interés o el intento real de probar alimentos nuevos aumenta y disminuye; puede haber unos días en los que esa ventana aparece abierta, sólo para cerrarse de nuevo cuando un amigo o profesor hace un comentario, cuando un alimento resulta ser demasiado retador, o sin razón aparente. Cuando veas progreso, ten cuidado de no ponerte demasiado estricta. Hemos escuchado a muchos padres encantados porque un niño probó la ensalada de pasta en un pícnic, y en el camino a casa compraron varios tipos de ensalada de pasta sólo para que el niño la rechazara nuevamente durante meses. Prepárate para esperar de nuevo o para sentirse decepcionado después de un gran avance. Acelerar el proceso puede ser contraproducente.

Objetivos a largo plazo vs. objetivos a corto plazo

El objetivo a largo plazo es criar a un niño que se sienta bien con respecto a la comida y pueda comer diversos alimentos teniendo en cuenta las señales internas de hambre y saciedad. (Recuerda que la «diversidad» no tiene que incluir sushi y col rizada, sino que debe consistir en alimentos suficientes para satisfacer las necesidades nutricionales del niño). Una meta a corto plazo podría ser disfrutar de comidas familiares agradables, o que tu hijo se siente a la mesa con alegría. Definir tus metas en estos términos puede ayudarte a no correr el riesgo de recaer en la insistencia. Si, por ejemplo, puedes poner sobre el tapete tu preocupación sobre mejorar la nutrición y reconocerla como un objetivo *a largo plazo,* eso puede ayudarte a centrarte en objetivos y progresos más inmediatos.

Éstos son algunos ejemplos de objetivos a corto plazo:

- Se sienta cómodamente en la mesa.
- Muestra menor la ansiedad en torno a los alimentos.
- Manifiesta una familiaridad mayor con diversos alimentos.
- Muestra menor ansiedad al salir a comer fuera.

Y he aquí algunos ejemplos de objetivos a largo plazo:

- Come comidas más equilibradas.
- Sintoniza las señales de hambre.
- Retoma la gráfica de crecimiento.
- Mejora su alimentación.
- Asiste a campamentos de verano.

Progreso en habilidades orales o sensoriales

A medida que tu hijo progrese, aprenderá cómo mover la lengua con más precisión dentro de su boca, responderá a las propiedades sensoriales de los alimentos con los movimientos motores adecuados y masticará de forma más completa. Babeará o se morderá la lengua con menos frecuencia, escupirá menos alimentos o triturará más con las muelas. Disminuirán las náuseas y el hecho de guardar comida en el interior de los carrillos. Con el paso del tiempo, mantendrá la calma cuando le pongan delante la comida, comerá nuevas texturas y demostrará control con los utensilios. Su terapeuta puede mostrar cómo la coordinación y fuerza oral de tu hijo está cambiando de maneras más sutiles.

Sobre todo, sabrás que tu hijo está progresando porque ganará confianza en que *puede* comer alimentos nuevos. Su tranquilidad y confianza serán su última etapa de progreso.

Etapas de progreso

Si bien el calendario y los detalles del progreso difieren de un niño a otro, surge un patrón general cuando los pasos están en orden. Busca detenidamente signos de mejora. Consulta tu diario, ejercicios escritos o notas de cuestiones a considerar. Mirar hacia atrás, en el punto que comenzaste –o incluso mirar hacia atrás, sólo algunas semanas– te recuerda lo lejos que has llegado. Administrar tus expectativas, una vez que has dado el salto, es crucial para que no te des por vencido prematuramente o para recuperar una práctica de alimentación de presión.

Hemos observado que el progreso avanza por etapas. La distinción entre las etapas es algo artificial; por ejemplo, es posible que veas antes señales de la etapa 2, o después señales de la etapa 1. A menudo, constatamos que los padres todavía están tan concentrados en bocados y calorías que difícilmente levantan la vista de los números para ver los cambios que suceden justo delante de sus ojos. Si bien algunos progresos serán obvios (ya no es necesario que lo ajusten en su trona entre los dos padres), algunos serán más sutiles (no pide galletas a primera hora de la mañana).

Etapa 1: Menos estrés

Por lo general, la primera cosa positiva que los padres notan es que el estrés del niño disminuye. Los niños mayores a menudo te dirán, de forma rotunda: «Me gusta la forma en que hacemos las cosas ahora» o «¿Puedes enseñarle a la abuela nuestras reglas nuevas? Todavía me hace comer toda la carne antes de que pueda tomar el postre y ya no quiero ir allí». Otras veces tu hija no se atreverá a manifestarlo, pero sabrás que es más feliz. Puedes reflexionar: «Está comiendo pan y yogur en este momento, lo cual es difícil, pero está mucho más relajada a la hora de comer».

Aún puedes estar convencido de que premiar a tu hijo con la televisión es la única manera, o tener la certeza de que tu hijo comerá menos y perderá peso, y podría hacerlo por un tiempo, como aprendiste en el capítulo 4. Tu hijo podría comer menos en cualquier sitio desde unos días a varios meses, pero este comportamiento habitualmente se resuelve más rápidamente cuando has seguido los pasos. A medida que ves disminuir la ansiedad de tu hijo, puedes comenzar a sentir una sensación de alivio, experimentar menos estrés y no temer tanto el momento de las comidas. Es probable que aún seas hiperconsciente de cuántos bocados toma y de qué alimentos. Tu ansiedad incluso puede aumentar si tu hijo come menos en términos de cantidad o variedad, pero algunas fluctuaciones son normales. Los primeros días o semanas serán los más difíciles, mientras esperas los primeros destellos de hambre o la disminución de la ansiedad en tu hijo.

Aquí están algunas señales para buscar, publicar y compartir con tu red de ayuda:

- Es capaz de permanecer sentado más tiempo.
- No pide tanto el iPad.
- No pide tan a menudo vasos o tazas para bebés.
- Se despierta más feliz.
- Duerme mejor.
- En general, la ansiedad ha disminuido.
- Llora menos durante la transición a las comidas.
- No necesita ser arrastrado a la mesa pateando y gritando.
- Menos agitado o inquieto.
- Se porta mejor.
- Más dispuesto a ayudar a preparar la comida.
- Pregunta por la comida.
- Se sirve comida en el plato, aunque no la toque.

La etapa 1 sienta las bases para todo el progreso ulterior. La disminución de la ansiedad y el aumento de la tranquilidad y la facilidad en torno a los alimentos permite que surja la motivación interna de tu hijo y que se escuchen las señales de hambre y apetito. La etapa 1 viene definida por esta disminución de la ansiedad, afortunadamente, tanto para ti como para tu hijo. Si bien, seguramente, sentirás que estás cometiendo «errores», la etapa 1 –para ti– consiste en descubrir los pasos, guiada por las reacciones de tu hijo. Una madre reflexionó: «Qué alivio es no volver a ser el policía de los alimentos. Me siento como una madre por primera vez en mucho tiempo –que realmente pueda disfrutar sentada y comiendo con mi hijo es una revelación–, incluso si, por ahora, se trata de fideos con mantequilla y pan tostado».

Durante la etapa 1, también es cuando tu hijo probará las nuevas reglas con más vigor. Es posible que coma menos, incluso deje de comer algún alimento seguro o no coma nada en una comida para ver si vuelve a sobornar o mendigar. ¡No cedas! Esto es *normal. Te está poniendo a prueba.* Necesita saber si realmente quieres decir eso cuando le dices que no es necesario que chupe o pruebe algo, o cuando le dices que puede comer primero el postre.

Sabiendo que esto está por venir, serás más capaz de salir de la tormenta. Aprender todo lo que puedas, disponer de un apoyo y abordar tus ansiedades antes de sumergirte en el tema te ofrece la mejor oportunidad para tener éxito. Si reconoces que saltaste sin paracaídas y que vuelves a presionar, no te asustes. Puedes volver de nuevo a los pasos. Aunque comenzar y detenerse puede retrasar el proceso de tu hijo, que confía en ti y en el nuevo enfoque, no causará daños irreparables.

Etapa 2: Aumento del confort

En la etapa 2, puede que comas con más calma, que te sientas más segura, que tengas más ideas sobre cómo presentar los alimentos y tomar mejores decisiones en el tiempo y en el momento. Es posible que veas más progresos en tu hijo, primero en términos de apetito y cantidades consumidas, y luego en términos de variedad. Notarás que algunas comidas o meriendas son más copiosas y que disminuirá el pánico al ver los alimentos desencadenantes. También puedes notar que tu hijo:

- Pide, por primera vez, unos segundos o más.
- Dice «tengo hambre» por primera vez, o más a menudo.
- Está más predispuesto a probar postres nuevos, como un sabor de helado nuevo.
- Está más abierto a comer fuera o menos temeroso a la hora de ir a la mesa.
- Se involucra más en la conversación de la mesa.
- Participa cocinando más, expresando interés por los alimentos.

- ◆ Usa los cubiertos de forma más adecuada.
- ◆ Está más comprometido con la familia.
- ◆ Habla más contento.
- ◆ Se sienta muy bien.
- ◆ Se sirve a sí mismo o a los demás.
- ◆ Comenta sobre su comida o la de los demás.
- ◆ Juega con la comida: mordiendo tostadas en diferentes formas, jugando con los fideos, haciendo montañas con el puré de patatas.

Hemos escuchado: «El otro día, estaba emocionado al ver melocotones en lata que reconoció de la abuela. No se los comió, pero estaba hablando de ellos con una ligereza que no habíamos visto antes». Y: «¡No me lo puedo creer! ¡Pidió pan para mojarlo en la sopa de calabaza! Había renunciado a la esperanza de que alguna vez se diversificara; estaba emocionada al ver que se sentía más feliz y seguro. Ha tardado meses, ¡pero ahora tengo más esperanzas!».

Etapa 3: Mayor confianza

La etapa 3, generalmente es más de lo que se ve en la etapa 2, con más frecuencia y fiabilidad. Es probable que tu hijo agregue constantemente alimentos nuevos a su repertorio y quizás empiece a expresar interés en cocinar o preparar comidas contigo. Verás:

- ◆ Comidas más copiosas, más a menudo.
- ◆ Una actitud que es probadamente neutral o despreocupada con respecto a los alimentos nuevos.
- ◆ La capacidad de decir «No, gracias».

A veces, tu hijo aún puede «retroceder» en términos de variedad. No te rindas. Estás plantando semillas, y les lleva un tiempo crecer. Continuarás ganando confianza al ver que tu hijo continúa sintonizando las señales de hambre y saciedad y se siente más feliz. Pronto se preguntará cómo pudo hacer las cosas de otra manera. Tu hijo puede estar en la etapa 3 durante meses o años. De hecho, puede continuar expandiendo sus gustos hasta la edad adulta.

Hemos escuchado a padres comentar en esta etapa: «Fui muy melindroso hasta mi adolescencia, y a los treinta años todavía estoy encontrando alimentos que me gustan. Sólo tiene seis años, y no tengo que sentirme mal porque no esté comiendo tofu en este momento». Y: «Comer alimentos crujientes había sido su último obstáculo y parece que lo estamos logrando. Está comiendo galletas saladas con *nuggets* de pollo y magdalenas en fiestas de cumpleaños, trozos de plátano que no están machacados en puré…, parece un milagro. Si mi hijo ha podido pasar de alimentarse como un bebé, con las manos, a comer funcionalmente en dieciocho meses de trabajo duro, cualquier niño puede».

Cuando el progreso se detiene o revierte

A veces, el progreso llega en ráfagas, como con el lenguaje o las habilidades motoras gruesas. Algunas veces, tu hijo puede retroceder de repente a alimentos seguros o comer menos durante un tiempo. En lugar de pensar en esto como algo negativo o estancado, puedes pensar que es un descanso o pausa, o que se detiene para darse impulso o ganar interés. En un artículo de 2007, Marsha Dunn Klein habla sobre este fenómeno como una «meseta» que puede durar varios meses. Algunos terapeutas dicen que esto significa que el niño necesita otra ronda de terapia, y aunque ésa es una opción, esperar y apoyar a menudo funciona.

> **Temas de reflexión:** ¿Qué más está sucediendo en la vida de tu hijo? ¿Está yendo a una escuela nueva o esperando un nuevo hermano? ¿Tiene problemas con un amigo? ¿Se están metiendo con él por su forma de comer? ¿Un maestro o un miembro de la familia le están presionando? ¿Está durmiendo bien? ¿Las hormonas de la pubertad le están volviendo más emocional?

Volver a caer en patrones viejos

A veces se estanca el progreso porque los patrones viejos son difíciles de romper y los padres aún pueden estar ejerciendo prácticas de alimentación contraproducentes. Prepárate para volver a caer en las tácticas de presión, o para que un médico o terapeuta nuevos te indiquen que utilices la presión. Sobre todo, para los niños en edad escolar que quieren ser como sus amigos, esto puede ser un desafío. Te dirán que ellos mismos quieren presionarse y parecerán entusiasmados con los planes para probar alimentos nuevos. Varios niños a los que hemos ayudado incluso insistieron a los padres para conseguir pegatinas o diarios de alimentos recomendados por el nuevo pediatra o terapeuta. En casi todos estos intentos, los padres y los niños se decepcionaron cuando, frente al alimento nuevo y la página del diario en blanco, el niño se deshizo en lágrimas, con náuseas o dando sólo un mordisco durante más de cuarenta y cinco minutos. Si sucede esto, podrías decir: «**Podemos probar el diario de degustación de alimentos. Tú decides. Si deseas calificar los alimentos, podría ser divertido, pero tienes que saber que confiamos en que lo resolverás cuando sea el momento adecuado, y si te sientes apurado o descontento, nos detendremos**».

Todavía presionado

Como dice el proverbio: «Cada resbalón no es una caída». Es difícil dejar de lado las tácticas que funcionaron para conseguir un par de bocados de verduras o sorbos de suplemento. Puede ser especialmente difícil cuando parece haber una razón válida para presionar, como el estreñimiento crónico o el escaso aumento de peso. A veces los clientes dicen: «¡Los pasos no funcionan!». A menudo, los ciclos de progreso se estancan cuando los padres están dando algunos pasos, pero no otros: siguen sobornando con el postre, siguen sermoneando, dando con cuchara cada bocado, presionando, suplicando o llevando al niño a una terapia de presión. Incluso siguiendo todos los pasos en orden, la última parte de la presión puede ser lo que se dice, y puede ser tan sutil que los padres a menudo se sorprenden cuando señalamos cómo se perciben ciertos comentarios como presión.

Una madre dijo: «Me di cuenta de que todavía estaba hablando de comida e intentando que Cooper cocinara y tocara alimentos conmigo. Traté de hacerlo divertido, pero no funcionaba. Cuando presté atención a su lenguaje corporal y a lo que me estaba diciendo, dejé de hacer de la comida un gran problema».

Todavía sobornando con el postre

Sobornar con el postre es la táctica a la que los padres se aferran más frecuentemente. Servir el postre después de la comida está tan arraigado que incentivar con el postre al niño para darle forma a su comida se percibe como algo natural. Otros adultos piensan que están ayudando reteniendo el postre hasta que su hijo coma algo «saludable», y es fácil ver por qué los padres son reacios a cambiar esta práctica. Eres humano y, sin importar cuán decidido estés, aún puedes estar influido por otras personas que cuidan o están cerca de tu hijo. Observa cómo continuar sobornando con postre sabotea tus planes, y revisa la sección sobre dulces y delicias del capítulo 7 para refrescar tu memoria (¡y solucionarlo!) cuando estés tentado de hacerlo.

Encontrar tu propio ritmo

Quizás todavía no hayas dado todos los pasos. Lo entendemos. A veces, es todo lo que puedes hacer para salir por la puerta cada mañana. Un enfoque para los desafíos persistentes, como sentirse atrapado sirviendo sólo un alimento favorito frente al televisor para cada merienda, es como arrancar una tirita y comprometerse a seguir todos los pasos: ponerse al corriente de servir comidas y meriendas en la mesa sin distracciones y seguir con una rutina durante varios meses. Una vez que veas el progreso y te sientas cómodo con los pasos, puedes agregar una merienda o dos a la semana frente al televisor, o ser más flexible con la rutina los fines de semana.

Hacer pequeños cambios y progresar lentamente también es una buena manera de hacer las cosas; el tentempié todavía se sirve frente al televisor después de la escuela, cuando tu hijo necesita relajarse, pero comienzas a ofrecerle alimentos nuevos con sus favoritos. O continúa poniendo en un táper todas las comidas seguras, por ahora, y trabaja para quitarle el iPad durante la cena. Éste es un recordatorio para encontrar el enfoque que funcione para tu familia.

Los plazos establecidos minan el progreso

A veces, uno de los padres nos dice: «Hemos acordado probar esto hasta Halloween». Pero es posible que te estés vendiendo a ti mismo (y a tu hijo) si tienes un plazo límite para el programa PASOS+. Con demasiada frecuencia, la fecha límite se acerca mientras los padres todavía están aprendiendo a no presionar, o no se han hecho todavía con la rutina. Se pueden tardar meses para conseguirlo todo. Si tu hijo tiene que comer «veinte alimentos antes de Halloween», puedes dejar los pasos justo cuando tu hijo está comenzando a formar nuevos caminos neuronales y salir de esa rutina del miedo a los alimentos. Sería una lástima no darle suficiente tiempo, y restablecer las mismas prácticas de alimentación que ayudaron a hacer esos surcos y patrones al principio. Los plazos establecidos también invitan a una agenda para la mesa, en lugar de centrarse en proporcionar una experiencia de apoyo, y la agenda invita a la presión.

Cuando te sientes bloqueado

Si todavía te sientes en conflicto, confundido o incapaz de hacer cambios, tal vez debas pensar en cómo tus propios desafíos pueden obstaculizar este proceso. Si tú mismo tienes dificultades, será difícil que puedas ayudar a tu hijo.

Sentirte bloqueado con tu propia comida

Si tienes sentimientos ambivalentes sobre comer o sobre tu peso, como hacen muchos adultos, y esto frena el progreso de tu familia, busca ayuda. Hay ayuda disponible para todas estas afecciones, desde trastornos alimentarios activos hasta trastornos alimentarios más típicos, donde pensar en comer y en tu peso hace desaparecer el placer de tu vida. También hemos visto a los padres motivados por el éxito de un niño, como lo estaba esta madre: «Estoy viendo a mi hija comer de una manera increíble; sintiendo hambre, deteniéndose incluso en medio de su comida favorita cuando ya ha comido suficiente, ¡y está volviendo a la gráfica de crecimiento! Si ella puede hacerlo, ¿tal vez yo también pueda aprender a confiar en mi cuerpo?».

Sentirse bloqueada con la ansiedad

Si sientes que tu hijo está progresando, pero tu propia ansiedad te supera, es posible que te encuentres bloqueada en alguna rutina neuronal de las vías del camino: esa respuesta automática de miedo, incluso cuando lo conoces mejor. La crianza de los hijos es uno de los desencadenantes más poderosos de nuestro propio pasado: alegre, triste o traumático. Si te sientes atrapada por la ansiedad o la depresión, busca ayuda. Si sospechas que podrías tener un trastorno obsesivo compulsivo (TOC, en sus siglas en inglés), ansiedad generalizada o depresión posparto persistente, busca tratamiento y apoyo.

Una madre sufría de TOC, y desde el nacimiento de su hijo, el foco de sus pensamientos obsesivos había sido lo que comía su hijo. Al seguir los pasos, pudo decir cuándo su pensamiento era parte de su TOC. Comenzó la terapia y la medicación mientras escribía y escribía recordatorios concretos para ella, como «no alabes», «Michael puede hacerlo» y «¿cuál es mi trabajo?». Y descubrió que, a medida que sus pensamientos se volvían menos obsesivos, la ansiedad general y el conflicto en torno a la comida disminuyeron. Poco a poco, su hijo comenzó a sentirse más cómodo y a diversificar.

Cuidar de ti mismo y de tus relaciones adultas te ayuda a cuidar de tu hijo. Puedes considerar tener un asesoramiento individual, de pareja o familiar, o buscar un grupo de apoyo local o por Internet. Una madre me confió: «Realmente necesitaba a alguien a quien contarle todo esto, pero mi esposo ya no podía escuchar más. Lo entiendo, yo también estoy cansada de esto, pero estoy en las trincheras. Mi grupo de apoyo por Internet con otros padres me supuso una salida».

Incluso si tu hijo sigue siendo selectivo, todavía puedes criar a una persona feliz y saludable. Ese profundo conocimiento puede ayudarte a tener la paciencia para apoyar a tu hijo, ya que se convertirá en el mejor comedor posible a su propio ritmo. Como dijo una madre: «Está comiendo lo suficiente para satisfacer sus necesidades básicas. Selectivo y feliz es mucho mejor que selectivo e infeliz. Si él amplía o no sus opciones ya no será lo que le defina. Estaremos bien de cualquier manera».

Nuestras palabras de despedida para ti son éstas: puede mejorar y lo hará. Si bien tenemos el privilegio de caminar con las familias en este viaje, estamos continuamente impresionados por la dedicación y el esfuerzo que los padres ponen en ayudar a sus hijos. Sabemos que puedes estar asustado, frustrado, cansado; nos imaginamos a muchos de vosotros leyendo este libro por la noche, con los niños por fin en la cama. Al reunir toda esta gama de consejos, estrategias y trucos que hemos compartido con los clientes, nuestro objetivo es que te sientas comprendida, apoyada, aliviada y con fuerza. Esperamos que te sientas mejor equipado, sean cuales sean tus desafíos. Esperamos que ya no te sientas tan solo, que comprendas cada vez mejor tu viaje y, lo más importante, que te sientas más seguro de tu posición en el camino que te espera.

Sé amable contigo mismo y con tus hijos a medida que realizas estos cambios. Esperamos para ti lo que hemos visto en muchos de nuestros clientes: no sólo alcanzar una manera de superar la alimentación selectiva extrema, sino una forma de reconectarse con el hijo y con la alegría de ser padres.

Referencias

Más recursos y lecturas recomendadas, disponibles en www.newharbinger.com/31106.

ANDAYA, A. A.; ARREDONDO, E. M.; ALCARAZ, J. E.; LINDSAY, S. P. y ELDER, J. P.: «The Association Between Family Meals, TV Viewing During Meals, and Fruit, Vegetables, Soda, and Chips Intake Among Latino Children». *Journal of Nutrition Education and Behavior* 43(5): 308-15. 2011.

ASOCIACIÓN AMERICANA DEL HABLA LENGUAJE Y AUDICIÓN: *Roles of Speech-Language Pathologists in Swallowing and Feeding Disorders: Technical Report.* Rockville, MD: ASHLA. 2001.

BARTOSHUK, L. M.; DUFFY, V. B. y MILLER, I. J.: «PTC/PROP Tasting: Anatomy, Psychophysics, and Sex Effects». *Physiology and Behavior* 56(6): 1165-71. 1994.

BATSELL, W. R. Jr.; BROWN, A. S.; ANSFIELD, M. E. y PASCHALL, G. Y.: «"You Will Eat All of That!" A Retrospective Analysis of Forced Consumption Episodes». *Appetite* 38(3): 211-19. 2002.

BEERS, D: «Michael Pollan, Garden Fresh». *The Tyee,* 12 de junio. 2009.

BENTON, D.: «The Plausibility of Sugar Addiction and Its Role in Obesity and Eating Disorders». *Journal of Clinical Nutrition* 29: 288-303. 2010.

BLACK, M. M. y ABOUD F. E.: «Responsive Feeding Is Embedded in a Theoretical Framework of Responsive Parenting». *Journal of Nutrition* 141(3): 490-94. 2011.

CHATOOR, I.: *Diagnosis and Treatment of Feeding Disorders in Infants, Toddlers, and Young Children.* Washington D. C.: Zero to Three. 2009.

COLDWELL, S. E.; OSWALD, T. K. y REED, D. R.: «A Marker of Growth Differs Between Adolescents with High Versus Low Sugar Preference». *Physiology and Behavior* 96(4-5): 574-80. 2009.

CRUM, A. J.; CORBIN, W. R.; BROWNELL, K. D. y SALOVEY, P.: «Mind over Milkshakes: Mindsets, Not Just Nutrients, Determine Ghrelin Response». *Health Psychology* 30(4): 424-29. 2011.

DIDEHBANI, N.; KELLY, K.; AUSTIN, L. y WIECHMANN, A.: «Role of Parental Stress on Pediatric Feeding Disorders». *Children's Health Care* 40: 85-100. 2011.

FABER, A. y MAZLISH, E.: *How to Talk So Kids Will Listen and Listen So Kids Will Talk.* Nueva York: Scribner. (Trad. cast.: *Cómo hablar para que sus hijos le escuchen & escuchar para que sus hijos le hablen.* Ediciones Médici, 2013). 2012.

FARROW, C. y COULTHARD, H.: «Relationships Between Sensory Sensitivity, Anxiety and Selective Eating in Children». *Appetite* 58(3): 842-46. 2012.

FAY, J. y FAY, C.: *Love and Logic Magic for Early Childhood: Practical Parenting from Birth to Six Years.* Golden, CO: Love and Logic Press. 2000.

FISHER, J. O. y BIRCH, L. L.: «Parents' Restrictive Feeding Practices Are Associated with Young Girls" Negative Self-Evaluation of Eating». *Journal of the American Dietetic Association* 100(11): 1341-46. 2000.

FRAKER, C.; FISHBEIN, M.; COX, S. y WALBERT, L.: *Food Chaining: The Proven 6-Step Plan to Stop Picky Eating, Solve Feeding 217 Problems, and Expand Your Child's Diet.* Filadelfia: Da Capo Press. 2009.

FULKERSON, J. A.; STORY, M.; NEUMARK-SZTAINER, D. y RYDELL, S.: «Family Meals: Perception of Benefits and Challenges Among Parents of 8-to 10-Year-Old Children». *Journal of the American Dietetic Association* 108(4): 706-9. 2008.

GALLOWAY, A. T.; FIORITO, L.; FRANCIS, L. y BIRCH, L.: «Finish Your Soup: Counterproductive Effects of Pressuring Children to Eat on Intake and Affect». *Appetite* 46(3): 318-23. 2006.

GREENE, R.: *The Explosive Child.* Nueva York: HarperCollins. 2010.

HARRIS, G.; BLISSETT, J. y JOHNSON, R.: «Food Refusal Associated with Illness». *Child Psychology and Psychiatry Review* 5(4): 148-56. 2000.

KLEIN, MARSHA DUNN: «Tube Feeding Transition Plateaus». *Exceptional Parent Magazine* 37(2): 22-5. 2007.

KOTLER, L. A.; COHEN, P.; DAVIES, M.; PINE, D. S. y WALSH, B. T.: «Longitudinal Relationships Between Childhood, Adolescent, and Adult Eating Disorders». *Journal of the American Academy of Child and Adolescent Psychiatry* 40(12): 1434-40. 2011.

LEVINE, M.: «Raising Successful Children». *New York Times,* 5 de agosto: SR8. 2012.

LYTLE, L.; ELDRIDGE, A. I.; KOTZ, K.; PIPER, J.; WILLIAMS, S. y KALINA, B.: «Children's Interpretation of Nutrition Messages». *Journal of Nutrition Education* 29(3): 128-36. 1997.

MAIMARAN, M. y FISHBACH, A.: «If It's Useful and You Know It, Do You Eat? Preschoolers Refrain from Instrumental Food». *Journal of Consumer Research* 41(3): 642-55. 2014.

MARTIN, C. I.; DOVEY, T. M.; COULTHARD, H. y SOUTHALL, A. M.: «Maternal Stress and Problem-Solving Skills in a Sample of Children with Nonorganic Feeding Disorders». *Infant Mental Health Journal* 34(3): 202-10. 2013.

MILLWARD, C.; FERRITER, M.; CALVER, S. J. y CONNELL-JONES, G. G.: «Gluten-and Casein-Free Diets for Autistic Spectrum Disorder». *Cochrane Database of Systematic Reviews.* DOI: 10.1002/14651858. CD003498.pub3. 2008.

MORRIS, S. E.: «Hemi-Sync for Learning and Stress Reduction: User's Guide». (Guía del usuario: Hemi-Sync para el aprendizaje y la reducción del estrés) www.new-vis.com/fym/pdf/papers/learning .1.pdf. 2002.

MORRIS, S. E. y KLEIN, M. D.: *Pre-Feeding Skills, Second Edition: A Comprehensive Resource for Mealtime Development.* Austin, Texas: PRO-ED. 2000.

MURKETT, T. y RAPLEY, G.: *Baby-Led Weaning: The Essential Guide to Introducing Solid Foods and Helping Your Baby to Grow Up a Happy and Confident Eater.* Nueva York: The Experiment. 2010.

NADON, G.; FELDMAN, D. y GISEL, E.: «Feeding Issues Associated with the Autism Spectrum Disorders». In *Recent Advances in Autism Spec-*

trum Disorders, Vol. 1, editado por M. Fitzgerald. DOI:10.5772/53644. 2013.

NEWMAN, J. y TAYLOR, A.: «Effect of a Means-End Contingency on Young Children's Food Preferences». *Journal of Experimental Child Psychology* 53(2): 200-16. 1992.

NEUMARK-SZTAINER, D.: «Preventing Obesity and Eating Disorders in Adolescents: What Can Health Care Providers Do?» *Journal of Adolescent Health* 44(3): 206-13. 2009.

O'DEA, J. A. y WILSON, R.: «Socio-Cognitive and Nutritional Factors Associated with Body Mass Index in Children and Adolescents: Possibilities for Childhood Obesity Prevention». *Health Education Research* 21(6): 796-805. 2006.

OWEN, J. P.; MARCO, E. J.; DESAI, S.; FOURIE, E.; HARRIS, J.; HILL, S. S.; ARNETT, A. B. y MUKHERJEE P.: Abnormal White Matter Microstructure in Children with Sensory Processing Disorders. *Neuroimage: Clinical* 23(2): 844-53. 2013.

PERRY, B.; POLLARD, R.; BLAKLEY, T.; BAKER, W. y VIGILANTE, D.: «Childhood Trauma, the Neurobiology of Adaptation, and "Use-Dependent" Development of the Brain: How "States" Become "Traits."» *Infant Mental Health Journal* 16(4): 271-91. 1995.

PINHAS, L.; MCVEY, G.; WALKER, K. S.; NORRIS, M.; KATZMAN, D. y COLLIER, S.: «Trading Health for a Healthy Weight: The Uncharted Side of Healthy Weight Initiatives». *Eating Disorders* 21(2): 109-16. 2013.

ROWELL, K. J.: *Love Me, Feed Me: The Adoptive Parent's Guide to Ending the Worry About Weight, Picky Eating, Power Struggles and More*. St. Paul, Minnesota: Family Feeding Dynamics. 2012.

SANGER, G. J.; HELLSTROM, P. M. y NASLUND, E.: «The Hungry Stomach: Physiology, Disease, and Drug Development Opportunities». *Frontiers in Pharmacology* 1: 145. 2010.

SATTER, E. M.: «The Feeding Relationship». *Journal of the American Dietetic Association* 86(3): 352-56. 1986.

—: *Child of Mine: Feeding with Love and Good Sense*. Boulder, Colorado: Bull Publishing. 2000.

—: «Avoid Pressure». http://ellynsatterinstitute.org/htf/avoidpressure. php. 2014.

SPAGNOLA, M. y FIESE, B. H.: «Family Routines and Rituals: A Context for Development in the Lives of Young Children». *Infants and Young Children* 20(4): 284-99. 2007.

VAN DYKE, N. y DRINKWATER, E. J.: «Review Article: Relationships Between Intuitive Eating and Health Indicators: Literature Review». *Public Health Nutrition* 21: 1-10. 2013.

VAN ZETTEN, SKYE: «Feeding a Need». *Mealtime Hostage* (blog). www.mealtimehostage.com/2013/07/18/feeding-a-need/. 2013.

VASYLYEVA, T. L.; BARCHE, A.; CHENNASAMUDRAM, S. P.; SHEEHAN, C.; SINGH, R. y OKOGBO, M. E.: «Obesity in Prematurely Born Children and Adolescents: Follow Up in Pediatric Clinic». *Nutrition Journal* 12(1): 150. 2013.

WILLIAMS, K. E.; RIEGEL: K. y KERWIN, M. L.: «Feeding Disorder of Infancy or Early Childhood: How Often Is It Seen in Feeding Programs?» *Children's Health Care* 38(2): 123-36. 2009.

WOOLLEY, H.; HERTZMANN, L. y STEIN, A.: «Video-Feedback Intervention with Mothers with Postnatal Eating Disorders and Their Infants». In *Promoting Positive Parenting: An Attachment-Based Intervention*, editado por F. Juffer, M. J. Bakermans-Kranenburg y M. H. van IJzendoorn. Nueva York: Routledge. 2007.

Acerca de las autoras

Katja Rowell es una médica de familia y especialista en alimentación infantil que se ha propuesto, como misión principal, ayudar a esos padres preocupados por la alimentación y el peso o la altura de sus hijos. Conocida como «la doctora de la alimentación», es una experta nacional en niños, alimentación y la confluencia entre salud y bienestar. Rowell cree que ayudar a los niños a crecer con una buena relación con la alimentación y sus cuerpos es la mejor medicina preventiva que existe. Calificada como «académica, pero cálida y con los pies en la tierra», realiza talleres para padres y profesionales en todo el país. Rowell tiene una consulta a la que acude todo tipo de clientes y escribe sobre la importancia de una relación saludable con la alimentación para medios impresos y *online*. Ha compartido consejos sobre cómo devolver la paz a las horas de las comidas a través de DVD, televisión y radio, y es autora de *Love Me, Feed Me*. Rowell vive en las Twin Cities (ciudades gemelas de Minneapolis-Saint Paul). Le gusta leer, acampar y cocinar (en lo que invierte muchas horas) para su familia, y tiene un esposo que lava los platos.

Jenny McGlothlin es una logopeda especializada en trastornos alimentarios en la infancia, desde el nacimiento hasta la adolescencia. Ha creado y desarrollado el programa de alimentación PASOS (STEPS) en el Callier Center for Communication Disorders de la Universidad de Texas, en Dallas, donde trabaja diariamente con las familias para fomentar habilidades de alimentación que a un niño le servirán para toda la vida. Su pasión es enseñar a los niños a comer cuando no pueden resolverlo por sí solos. McGlothlin ha sido incluida en el Texas Speech-Language-

Hearing Association's Hall of Fame por su trabajo de campo. McGlothlin ha pasado muchos años dando cursos de posgrado sobre alimentación y desarrollo infantil temprano. Con frecuencia ofrece talleres de alimentación para padres y seminarios de educación continua y seminarios web para terapeutas. Como madre de tres niños pequeños, McGlothlin hace de las comidas familiares una prioridad, y le gusta leer y pasar tiempo con sus amigos.

Prólogo escrito por **Suzanne Evans Morris,** autora de renombre internacional, conferenciante y terapeuta de bebés y niños con problemas de alimentación. Con más de cincuenta años de experiencia como logopeda, especializada en el desarrollo de la alimentación y los trastornos en los niños, fue pionera en el desarrollo de programas de alimentación y nutrición en Estados Unidos. Morris es coautora de tres libros: *Pre-Feeding Skills*, the *Mealtime Participation Guide* y *Homemade Blended Formula Handbook*.

Índice